ANALYSE

DES

EAUX DE VERGÈZE

(Sources des Bouillens, Dulimbert et Granier)

PAR

A. BÉCHAMP

PROFESSEUR DE CHIMIE A LA FACULTÉ DE MÉDECINE DE MONTPELLIER

suivie

DE CONSIDÉRATIONS THÉRAPEUTIQUES

Par le Dr MIAULET.

MONTPELLIER

BOEHM & FILS, IMPRIMEURS DE L'ACADÉMIE

ÉDITEURS DU MONTPELLIER MÉDICAL

—

1867

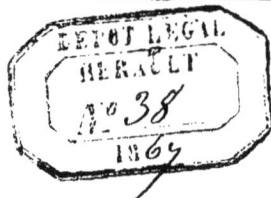

ANALYSE

DES

EAUX DE VERGÈZE

(Sources des Bouillens, Dulimbert et Granier)

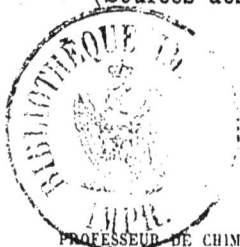

PAR

A. BÉCHAMP

PROFESSEUR DE CHIMIE A LA FACULTÉ DE MÉDECINE DE MONTPELLIER

suivie

DE CONSIDÉRATIONS THÉRAPEUTIQUES

Par le Dr MIAULET.

━━━━━❦❦❦━━━━━

MONTPELLIER

BOEHM & FILS, IMPRIMEURS DE L'ACADÉMIE

ÉDITEURS DU MONTPELLIER MÉDICAL

—

1867

Analyse des Eaux de VERGÈZE,

Par M. A. BÉCHAMP.

INTRODUCTION.

« La chimie, dit Alibert, est pour les eaux minérales ce que l'anatomie est pour le corps humain. Connaître la composition chimique d'une eau minérale c'est, d'après Bergmann, pour ainsi dire devancer l'expérience clinique. Mais l'analyse ne saurait tout nous révéler...... Les malades qui se rendent aux eaux minérales fixent néanmoins leur choix d'après la considération des principes matériels que les mêmes eaux paraissent contenir. Ils savent que c'est moins à ces eaux qu'il faut attribuer quelque efficacité, qu'aux substances diverses que le liquide tient en dissolution [1]. »

Cela est très-vrai, mais il me semble qu'on répète trop facilement que le chimiste, comme l'anatomiste, ne travaille que sur un cadavre, lorsqu'il soumet une eau minérale à l'analyse; que les eaux minérales possèdent une vertu, une certaine vitalité qui échappe à l'analyse. Je crois, pour ma part, que toutes les propriétés thérapeutiques des eaux minérales peuvent s'expliquer par leur composition, si toutefois on sait tenir compte de tous les éléments du phénomène très-complexe qui les rend salutaires. Cependant il ne faudrait pas croire que l'analyse chimique, même bien faite, doive dispenser de l'analyse clinique. L'ignorance seule pourrait soutenir une pareille énormité. Ne sait-on pas que les eaux d'une composition chimique en apparence identique, possèdent néanmoins des propriétés thérapeutiques différentes? Ne sait-on pas que telle individualité humaine se trouve bien des

---

[1] Alibert; *Précis historique sur les eaux minérales*, 1826.

eaux d'une certaine composition, et ne supporte pas du tout l'usage d'une eau presque totalement semblable? C'est que, selon moi, ce n'est pas tant de la nature des éléments dominants d'une eau minérale dont il faut tenir compte dans l'expérience clinique, que de l'ensemble et de l'arrangement de ces éléments. En d'autres termes, les propriétés thérapeutiques d'une eau minérale, toutes choses égales d'ailleurs, sont la résultante de l'action de la totalité de ses éléments minéralisateurs et de ses autres propriétés. Voilà comment on peut s'expliquer l'influence des petites quantités de certains corps que les analyses expriment par le mot *traces*, celle de la température, etc. Lorsque, dans l'exposé des propriétés thérapeutiques des eaux minérales, on s'habituera non pas seulement à tenir compte de certains principes auxquels on attribue surtout l'effet médicamenteux, mais de cet ensemble d'où résulte l'effet final, je crois que l'on aura fait faire un grand pas aux progrès de l'hydrologie médicale. C'est, à mes yeux, pour avoir négligé ce point de vue, que les médecins ont paru avoir raison de soutenir que les eaux minérales ne pouvaient être convenablement jugées que d'après les résultats accumulés de l'expérience clinique.

« Les eaux minérales, a dit encore Alibert, sont des propriétés qui restent souvent stériles entre les mains des possesseurs inhabiles et inexpérimentés. Les sources de la santé pourraient devenir celles de la richesse, et elles sont une branche de prospérité vers laquelle doivent se diriger toutes les forces actives des industries nationales. Cette branche offre une carrière aux spéculations utiles. Gardons-nous, dans ces temps modernes, de paralyser une influence que les anciens regardaient comme si salutaire. »

Aujourd'hui Alibert serait satisfait. Certes on n'avait pas vu, depuis les temps de la civilisation antique, une émulation semblable à celle qui se manifeste de nos jours. Depuis quelques années, de nombreuses analyses d'eaux minérales ont été faites dans les laboratoires de la Faculté de médecine de Montpellier, et nous osons nous flatter d'avoir réalisé ici quelques progrès dans cette direction. M. Granier, le propriétaire des eaux de Vergèze, a voulu que ces eaux fussent soumises à une nouvelle analyse, et il n'a pas reculé devant la dépense que nécessitait une semblable entreprise. Il faut louer les efforts persévérants qu'il tente depuis plusieurs années pour doter nos contrées et son pays d'une richesse inestimable.

En fait, la nouvelle analyse, dont cet écrit est destiné à faire connaître les résultats, révèle dans les eaux de Vergèze une nouvelle espèce, jusqu'ici unique en France, et certainement sur quelques points la première en son genre dans l'univers.

Je voudrais que les médecins, après avoir lu et médité ce travail, se pénétrassent bien de l'importance des résultats que je vais faire connaître, et des nouvelles voies qu'ils me paraissent ouvrir à l'expérimentation clinique.

Les eaux de Vergèze ne sont pas seulement importantes par leur composition minéralogique : elles contiennent en effet des composés de nature organique qu'il n'est pas habituel de trouver dans les eaux minérales; du moins en est-il ainsi des deux sources qui servent surtout aux bains.

SITUATION, GÉOLOGIE, ET ANTIQUITÉ DES SOURCES DE VERGÈZE.

Les sources de Vergèze sont situées dans le département du Gard, entre Montpellier et Nîmes, à une petite distance du chemin de fer qui relie ces deux grandes villes. La station de Vergèze n'est en effet qu'à deux kilomètres des sources, auxquelles on arrive par une belle route. Elles sont isolées au milieu d'une plaine immense, loin de toute habitation et assez près de la Méditerranée. Aucune usine ne se trouve située aux alentours, et rien ne vient troubler leur pureté : on verra plus loin pourquoi il convient d'insister sur ce point de détail. Les terres environnantes, toutes complantées de vignes vigoureuses, jouissent d'une rare fertilité.

D'après M. Dumas (de Sommières), le savant géologue qui a bien voulu me communiquer ces renseignements, les eaux de

Vergèze, après avoir traversé le terrain néocomien, arriveraient à la surface à travers des couches successives d'argiles subapennines, de sables subapennins recouverts de diluvium alpin. La nature géologique du sol que traversent ces eaux explique leur composition.

Les sources dont j'ai entrepris l'étude sont au nombre de quatre. Elles ne sont pas toutes également anciennes. En l'an IX de la République, le citoyen Dax, un médecin de Sommières, a donné sur la plus ancienne des renseignements précis :

« Dans le territoire de Vergèze, dit-il, troisième arrondissement du Gard, et dans les propriétés du citoyen Granier père, est un bassin parallélogrammatique, dirigé dans sa longueur de l'est à l'ouest, profond d'environ 2 mètres, long de 54, large de 22, où bouillonne sans cesse une eau froide, trouble, acide, savonneuse au toucher, qui, durant les grandes sécheresses de l'été, se retranche dans la partie la plus déclive, ou disparaît entièrement sous une fange noirâtre. »

A cela près que la piscine naturelle dont il s'agit, depuis les travaux qu'on y a faits, n'est jamais réduite, comme l'auteur l'écrit, mais où la quantité d'eau existe toujours en si grande abondance que les baigneurs peuvent y nager, la description est exacte.

Chaptal [1] a consacré un mémoire à la description du *Boulidou* de Pérols : « On a donné, nous dit-il, le nom de *boulidou* à un amas d'eau qui bouillonne continuellement près d'un village appelé Pérols [2], placé à une lieue de Montpellier et à une petite distance des étangs » et de la mer. Mais le Boulidou de Pérols est à sec pendant l'été; il n'y a pas là de source minérale, et le phénomène du bouillonnement ne peut être constaté dans le creux que pendant la saison des pluies. L'illustre chimiste a essayé de déterminer l'étendue du terrain d'où s'élèvent les vapeurs méphitiques : « Nous avons, dit-il, choisi pour ces

---

[1] *Mémoire sur l'acide méphitique qui s'exhale du Boulidou*, dans les *Mémoires de chimie*, 1781.

[2] Beudant, *Cours élémentaire de minéralogie*, cite sous le nom de *Moufette de Pérault*, près de Montpellier, le boulidou de Pérols.

observations le temps le plus convenable, celui qui succède à de longues pluies, et nous avons vu que l'eau détenue dans les plus petits creux qui se trouvent dans les champs et les chemins voisins, bouillonne comme celle du grand réservoir, dans un espace que nous avons jugé du contour de près de 130 toises. »

Ce phénomène géologique, Chaptal l'a constaté ailleurs encore : « L'ébullition de l'eau et le dégagement successif et non interrompu de vapeurs méphitiques ne sont point, dit-il, particulières au boulidou ; nous trouvons plusieurs endroits sur les bords de nos étangs où l'on en observe de semblables. » La vapeur qui s'élève de l'eau des *Bouillens* (il la croyait chaude et située près de Marsillargues), reconnaît la même origine : « Notre côte est un terrain méphitique dans un grand espace, et ces phénomènes, qui reconnaissent pour cause une décomposition quelconque, dont le foyer est très-étendu, nous préparent peut-être des révolutions bien terribles. »

Quoi qu'il en soit, et sans se préoccuper des craintes de Chaptal, le fait géologique était depuis longtemps constaté, et la source que le peuple, ne s'en rapportant qu'au bouillonnement continu et violent occasionné par le dégagement de l'acide carbonique, a nommée *les Bouillens*, était depuis longtemps non-seulement connue, mais aussi employée comme moyen de traiter différentes maladies. Son emploi remonte bien au-delà du commencement du xviiie siècle, époque où Rivière écrivait déjà sur le boulidou de Pérols.

M. Alphonse Granier, qui s'occupe avec une si active sollicitude de l'avenir de ses sources, a fait faire, en 1860, des fouilles considérables dans le bassin de la source des Bouillens. « Les eaux, nous dit M. le Dr Miaulet dans un intéressant mémoire[1], avaient été complètement évacuées, ce qui a permis de découvrir au milieu de ce bassin un ancien bassin en pierres de taille, et dont la construction doit remonter à une époque reculée ; sa forme était parallélogrammatique ; il devait probablement servir de piscine

---

[1] *Étude médic. sur les eaux des Bouillens et sur leurs boues*, par J.-A. Miaulet. Montpellier, Gras, imprimeur-libraire.

aux personnes qui venaient prendre ces eaux. Les fouilles ont encore amené la découverte de quelques monnaies romaines à l'effigie de Jules-César. » Les derniers travaux entrepris dans le voisinage des sources ont amené la découverte de quelques débris de constructions romaines et de nombreuses médailles à l'effigie de César, d'Auguste, de Faustine, d'Antonin.

Les Romains, si fins appréciateurs de ce genre de bains, avaient donc utilisé les eaux des Bouillens, dont l'antiquité se trouve ainsi solidemen établie.

Il ne fallait pas songer à se servir de la source des Bouillens autrement que comme d'une piscine naturelle. Pour se procurer de l'eau minérale pouvant servir en boisson, un sondage fut fait au bord de la piscine, à plusieurs mètres du point où se trouvait la source exploitée par les Romains. Une nouvelle source, qui a reçu le nom de Granier, a été obtenue. Mais le bouillonnement du gaz carbonique au fond du puits où elle sourd, est si violent, que sa limpidité est sans cesse troublée par les détritus que le gaz et l'eau arrachent aux roches qu'ils traversent.

Un nouveau sondage, fait à 10 ou 15 mètres des bords de la piscine naturelle, met au jour une troisième source que l'on a nommée du nom de M. Dulimbert, alors préfet du Gard. Celle-ci, comme les autres, est très-gazeuse, et de plus parfaitement limpide.

Enfin, une quatrième source, située presque sur la limite des terrains gazeux, et qui a été nommée source Ponge, a été découverte à son tour. Elle est beaucoup moins gazeuse et moins minéralisée que les trois autres.

Composition chimique des eaux de Vergèze et des gaz qui s'en dégagent.

« Du gaz acide carbonique, du carbonate de chaux, de l'alumine, des matières colorantes et muqueuses végétales, tels sont, dit le médecin Dax, les principes que j'y ai découverts. »

MM. Courcière et Miaulet ont analysé la source Granier.

M. Ossian (Henry) fils a analysé l'eau de la source Dulimbert.

Voici les résultats de ces analyses, rapportées à un litre d'eau minérale.

Source Granier.		Source Dulimbert.	
Acide carbonique....	1,980	Acide carbonique...	1,4760
Carbonate de chaux..	0,890	— sulfurique....	0,1208
Oxyde de fer........	trac.	— phosphorique.	0,0021
Alumine............	trac.	Acide silicique.....	0,0050
Acide sulfurique....	0,034	Chlore...........	0,0760
— chlorhydrique.	0,023	Iode.............	indic.
Chaux............	0,027	Chaux...........	0,3800
Potasse et soude.....	0,015	Magnésie.........	0,0470
Matière organique...	0,010	Soude...........	0,0892
	2,979	Sesquioxyde de fer..	0,0020
		Matière organique. .	0,0065
			2,2046

Telles sont les analyses publiées jusqu'ici sur les deux sources de Vergèze. J'ai soumis à l'analyse les trois sources les plus importantes, celle des Bouillens, l'eau de la source Dulimbert et de la source Granier. Il serait fastidieux de donner pour chacune d'elles la description des procédés qui ont été appliqués. La composition de ces eaux est assez semblable pour que je ne donne qu'un aperçu de la marche que j'ai suivie dans ce travail.

Acide carbonique. — Ce dosage a été préparé aux sources mêmes. Des volumes variables d'eau minérale (300 à 1000 cent. cub.) étaient directement puisés dans la source, et aussitôt versés dans des flacons où se trouvait une dissolution de chlorure de baryum ammonical en excès. Le carbonate de baryte formé était lavé par décantation, puis sur un filtre taré. Après dessiccation, on déterminait l'acide carbonique par perte, dans l'appareil de MM. Frésénius et Will.

Acide sulfurique. — Pour faire ce dosage avec une rigueur suffisante, il a fallu réduire l'eau acidulée par l'acide nitrique au moins jusqu'au tiers de son volume, et opérer sur 2 à 4 litres d'eau, car ces eaux contiennent fort peu de sulfates, ainsi que l'avaient déjà observé MM. Courcière et Miaulet.

Chlore. — La détermination du chlore doit pareillement être faite sur un volume assez grand d'eau, préalablement réduite par l'évaporation. Les dosages ont été faits sur 3 à 5 litres d'eau réduits à 500^{cc} et acidulés ensuite par l'acide nitrique. Ces eaux contiennent également très-peu de chlorure.

Brome, iode. — Il n'y a pas de brome. L'iode a été recherché par le procédé très-délicat que j'ai publié dans mon analyse de l'eau de Balaruc. Il est impossible de découvrir l'iode dans 8 litres d'eau de Vergèze.

Acide borique. — J'ai opéré sur 6 litres d'eau, en suivant le procédé de recherche de Rose. Il n'y a pas d'acide borique dans les eaux de Vergèze.

Acide silicique, chaux, magnésie, alumine et fer. — Ces dosages ont été faits sur au moins 5 litres d'eau. L'eau, acidulée par l'acide chlorhydrique, était évaporée à siccité. Le résidu fritté était repris par l'acide chlorhydrique et un peu d'acide nitrique, afin de peroxyder tout le fer. La silice étant recueillie sur un filtre, on évaporait les liqueurs et l'eau de lavage, et après l'addition d'une quantité suffisante de chlorhydrate d'ammoniaque, on précipitait l'alumine et le peroxyde de fer par l'ammoniaque. Le peroxyde de fer et l'alumine étant séparés, on précipitait successivement la chaux par l'oxalate d'ammoniaque et dans les liqueurs séparées de la chaux et concentrées, la magnésie par le phosphate de soude et l'ammoniaque.

Nous verrons plus loin la séparation et le dosage du fer et de l'alumine.

Potasse et soude. — Ces bases ont été déterminées sur au moins 50 litres d'eau. Cela est nécessaire pour obtenir des résultats de quelque précision. L'eau étant évaporée sans aucune addition et à une douce chaleur jusqu'à un très-petit volume, on recueillait les composés devenus insolubles sur un filtre, où ils étaient lavés. Les liqueurs et les eaux de lavage réunies étaient acidulées par l'acide chlorhydrique, évaporées à siccité, et le résidu fritté. En reprenant par l'acide chlorhydrique, on séparait un peu de silice. La nouvelle liqueur évaporée à siccité et le résidu ensuite redissous, était traité par un excès de baryte caustique pour précipiter la magnésie; enfin, dans la liqueur filtrée et bouillante, on ajoutait assez de carbonate d'ammoniaque pour précipiter la chaux et l'excès de baryte. Après avoir fait bouillir la liqueur, on filtrait. Les dernières liqueurs, évaporées à siccité et chauffées pour chasser les sels ammoniacaux, fournissaient les chlorures de potassium et de sodium fondus. La potasse était séparée de la soude par le bichlorure de platine.

Alumine, fer et acide phosphorique. — Les parties devenues insolubles dans l'opération précédente devaient contenir, avec une grande quantité de chaux, tout le fer, l'alumine et l'acide phosphorique. On a repris par l'acide chlorhydrique et un peu d'acide nitrique évaporé à siccité et fritté, pour séparer un peu de silice. Les liqueurs séparées de la silice ont été traitées en vase clos par le chlorhydrate d'ammoniaque et l'ammoniaque. Le précipité qui se forma devait contenir tout le fer à l'état de peroxyde, l'alumine et l'acide phosphorique. Le précipité gélatineux bien lavé a été redissous par l'acide chlorhydrique ; la dissolution, saturée à point par le carbonate de soude, a été traitée par l'hyposulfite de soude, et l'on a fait bouillir pour expulser tout l'acide sulfureux formé. Le précipité qui se forma devait contenir, outre le soufre précipité dans la réaction, toute l'alumine unie à l'acide phosphorique. Après avoir filtré, le produit insoluble a été bouilli avec l'acide chlorhydrique pour dissoudre l'alumine. Cette base ayant été précipitée par l'ammoniaque, bien lavée et redissoute dans l'acide nitrique étendu, on a traité cette liqueur avec les précautions d'usage par le nitrate de bismuth. Dans aucune des opérations il ne se produisit le précipité si caractéristique de phosphate de bismuth. Les eaux de Vergèze ne contiennent donc point d'acide phosphorique. Après avoir éliminé le bismuth par l'hydrogène sulfuré, l'alumine était définitivement précipitée par l'ammoniaque et pesée. L'alumine existe en notable quantité dans ces eaux, on a constaté son identité par la coloration bleue qu'elle forme au chalumeau avec le sel de cobalt.

Le fer resté en dissolution était peroxydé par l'acide chlorhydrique et le chlorate de potasse, précipité par l'ammoniaque et le peroxyde pesé. Par le calcul, on le réduisait dans la quantité équivalente de protoxyde.

Cuivre et *manganèse; contrôle du dosage du fer et de l'alumine.* — On a opéré sur au moins 25 litres d'eau. Elle était

acidulée par l'acide nitrique et évaporée à siccité en l'absence d'é-
manations cuivreuses. Après avoir fritté le résidu, repris par
l'acide chlorhydrique étendu pour séparer la silice, la liqueur était
additionnée de sulfure de potassium. Le précipité noir qui con-
tenait le sulfure de fer, celui de manganèse, l'alumine et le sulfure de cuivre, a été recueilli sur un filtre en papier Berzélius,
lavé à l'acide chlorhydrique. Le précipité, bien lavé avec de l'eau
contenant un peu de sulfure de potassium, était repris sur le filtre
même par l'acide chlorhydrique étendu. Le filtre resta enduit de
sulfure de cuivre noir ; le filtre chargé de sulfure de cuivre était in-
cinéré; le résidu étant repris par l'acide nitrique est évaporé à siccité, après quoi on constate que l'ammoniaque dissout le cuivre avec
la coloration bleue de ciel caractéristique. La dissolution ammo-
niacale évaporée, reprise par l'acide chlorhydrique étendu, était
définitivement précipitée par l'hydrogène sulfuré. En opérant
sur 53 litres d'eau, le sulfure de cuivre a été dosé dans l'eau de
la source Dulimbert.

La dissolution acide séparée du cuivre étant évaporée, le fer
peroxydé par l'acide nitrique, on précipite l'alumine et le peroxyde
de fer par le chlorhydrate d'ammoniaque. Le manganèse reste en
dissolution, on le précipite à l'état de sulfure par l'hydrogène
sulfuré. Il y en a des traces dans les eaux de Vergèze.

Recherche de l'arsenic. — Cette recherche a été faite sur au
moins 25 litres d'eau ; celle-ci était évaporée à un petit volume.
Le résidu, traité par l'acide sulfurique en excès, était introduit
dans un appareil de Marsh.

Ammoniaque. — L'eau était évaporée et réduite à un petit
volume, après avoir été acidulée par l'acide chlorhydrique. Le
résidu, décomposé par la potasse, fournisait l'ammoniaque. Lorsqu'il y avait lieu de faire le dosage, on le faisait alcalimétriquement.

Matière organique fixe. — Lorsqu'on évapore les eaux de
Vergèze à siccité, sans fritter, et qu'on reprend le résidu par
l'acide chlorhydrique étendu, il reste constamment un résidu insoluble. Ce résidu, séché à 150°, contient un peu moins du quart
de son poids de matière organique. Le résidu qui reste après

l'incinération n'est qu'un mélange de silice et d'un peu de peroxyde de fer.

Pour avoir la quantité totale de matière organique, on évaporait l'eau minérale à siccité, on séchait à 150°, on incinérait au rouge sombre, afin de ne pas décomposer les carbonates, et on pesait.

Acides organiques volatils. — Des considérations dont il sera question plus loin ont donné lieu à cette recherche. Pour déterminer et doser ces acides organiques, on évaporait 40 à 50 litres d'eau minérale traitée par le carbonate de soude pour précipiter la chaux. On évaporait sans porter à l'ébullition, et on réduisait 50 litres à 1 litre. La liqueur était ensuite sursaturée par l'acide sulfurique et soumise à la distillation dans un bain de chlorure de calcium pour recueillir les 19/20 du produit. Le liquide distillé est acide; on le sursature par du carbonate de soude, et, après avoir concentré la liqueur au bain-marie, on distille de nouveau, en décomposant cette fois les sels par l'acide phosphorique. La nouvelle liqueur était titrée par la potasse caustique. La nouvelle dissolution évaporée était de nouveau décomposée par l'acide phosphorique; il était facile alors de voir des gouttelettes d'acide butyrique et de sentir l'odeur de l'acide acétique.

Analyse des gaz dissous dans l'eau. — L'eau était portée à l'ébullition dans un appareil qui en était complètement rempli et de plus d'un litre de capacité. Les gaz non absorbables par la potasse de deux opérations au moins étaient réunis et analysés par le phosphore.

Analyse des gaz spontanément dégagés de la source des Bouillens. — On opérait sur 7 litres de gaz au moins. Les gaz non absorbables par la potasse étaient analysés par le phosphore. C'est en opérant sur de telles masses que j'ai pu démontrer que le gaz des Bouillens n'est pas de l'acide carbonique pur, mais un mélange qui contient un peu d'azote et d'oxygène.

Source Dulimbert.

L'eau de cette source sert pour la boisson.

Sa saveur est acidule, piquante et légèrement bitumineuse.

Sa limpidité est parfaite, et elle est mousseuse. C'est une eau gazeuse, dans toute l'acception du mot.

Sa température varie peu avec les saisons; elle est de 16 à 17°. Je l'ai déterminée au mois de février et au mois de juillet.

Sa densité est de 1,00139 à 16°.

Quoique assez fortement minéralisée, cette eau ne se trouble point lorsqu'elle est conservée longtemps en bouteille; sa conservation est pour ainsi dire indéfinie. Quoiqu'elle contienne des sulfates, je ne l'ai jamais vue devenir sulfhydrique; nous verrons plus loin à quoi tient cette facilité de conservation.

J'ai été curieux de comparer la richesse en acide carbonique de l'eau embouteillée à la même richesse déterminée à la source.

Un litre d'eau pris à la source fournit 10^{gr},347 de précipité barytique, essentiellement composé de carbonate.

Un litre de l'eau embouteillée depuis huit à dix jours a fourni 10^{gr},3 du même précipité barytique.

La perte en acide carbonique est réellement insignifiante. Ce fait explique suffisamment la permanence de sa composition et de ses propriétés.

Les circonstances n'ont pas permis de déterminer le débit de cette source, mais le rendement est si abondant qu'il suffit à une énorme consommation.

Un litre d'eau évaporé à siccité laisse un résidu légèrement jaune brunâtre qui pèse 1^{gr},09.

Composition élémentaire de l'eau rapportée à un litre.

Acide carbonique........	2,29090
— sulfurique.........	0,04371
— silicique........ .	0,02233
Chlore..............	0,01761
Potasse...............	0,00178
Soude...............	0,01600
Chaux..............	0,52216
Magnésie.............	0,01477
Oxyde de manganèse.....	traces.
Protoxyde de fer........	0,00263
Alumine..............	0,00106
Oxyde de cuivre........	0,00003
Arsenic..............	traces décelables dans 25 litr.
Matière organique.......	0,00363
Azote............	3^{cc},7
Oxygène........	0^{cc},9

Par le calcul on obtient les groupements suivants, pour 1000^{cc}:

Carbonates neutres.		Bicarbonates.	
Carbonate de chaux.....	0,88067	Bicarbonate de chaux...	1,26817
— de magnésie..	0,03057	— de magnésie.	0,04638
Sulfate de potasse......	0,00329	Sulfate de potasse......	0,00329
— de soude.......	0,00142	— de soude.......	0,00142
— de chaux........	0,07038	— de chaux.......	0,07038
Chlorure de sodium.....	0,02902	Chlorure de sodium. ...	0,02902
Protoxyde de fer.... ..	0,00263	Protoxyde de fer.......	0,00263
Alumine..............	0,00106	Oxyde de manganèse....	traces.
Oxyde de manganèse....	traces.	Alumine..............	0,00106
— de cuivre........	0,00003	Oxyde de cuivre.......	0,00003
Silice................	0,02233	Silice................	0,02233
Arsenic......	traces.	Arsenic..............	traces.
Matière organique......	0,00363	Matière organique......	0,00363
		Acide carbonique libre..	1,48430
	1,04532		

Ac. carbonique libre et à
l'état de bicarbonate.. 1,88761

2,93293

Azote...... 3^{cc},7
Oxygène... 0^{cc},9

Acide carbonique libre.. 1,48430

2,93293

Azote...... 3^{cc},7
Oxygène... 0^{cc},9

L'acide carbonique libre est en
volume 755^{cc}.

La première colonne, où l'on suppose que les carbonates sont neutres, montre que la somme des matériaux fixes pèse 1^{gr},05, nombre très-peu différent de celui qui est fourni par l'évaporation directe de l'eau.

La présence du cuivre a été confirmée par une expérience de contrôle. 10 litres d'eau, acidulés par l'acide chlorhydrique, ont été concentrés dans une fiole sur un feu de charbon, en évitant avec soin les poussières du laboratoire. La liqueur traitée par le sulfure de potassium a fourni un précipité noir qui, recueilli sur un filtre, y fut traité par l'acide chlorhydrique étendu. Le filtre resta enduit de sulfure de cuivre, qui a été caractérisé comme il a été dit plus haut.

L'eau de la source Dulimbert ne contient pas d'acides gras odorants décelables avec certitude dans 40 litres d'eau, et ce fait, comme on le verra plus loin, a une très-grande signification.

Une analyse est, en effet, souvent aussi remarquable par l'absence de certains éléments que par ceux dont elle révèle l'existence. Cette source ne contient pas non plus d'acide borique, ni d'acide phosphorique, ni d'acide nitrique, ni d'iode, ni de baryte.

Source Granier.

L'eau de cette source est usitée pour les bains chauds. Elle sourd au fond d'un puits, et elle est constamment trouble, agitée qu'elle est par un bouillonnement violent d'acide carbonique qui la fait ressembler à une chaudière en pleine ébullition. L'analyse a été faite pendant la saison des bains, alors qu'elle était sans cesse renouvelée. Le débit en paraît énorme, si l'on en juge par la quantité que l'on en consomme, et qui ne semble pas la tarir. Comme celle de la source Dulimbert, sa saveur est aigrelette, piquante et légèrement bitumineuse. Lorsqu'on essaie de la conserver en vase clos, telle qu'elle sort de la source, elle s'altère rapidement : au bout de quelques jours elle devient sulfhydrique, ce qui tient à une cause sur laquelle je reviendrai plus loin.

Sa température est de 15° au mois de février, de 17° au mois de juillet.

Sa densité est de 1,00139 à 17 degrés.

La profondeur du puits n'a pas permis d'y installer l'appareil pour la détermination des gaz spontanément dégagés ; on a analysé seulement les gaz que l'eau tient en dissolution.

Pour l'analyse, l'eau a été filtrée avec soin, afin de séparer les substances qui en troublent la transparence, et sur la nature desquelles nous reviendrons plus loin.

Un litre d'eau évaporé à siccité et séché à 150 degrés, laisse un résidu semblable à celui de la source Dulimbert, et qui pèse 1^{gr},04.

Composition rapportée à un litre.

Composition élémentaire.

Acide carbonique............. 1,4000
— sulfurique............... 0,1239
— silicique................ 0,0220
— butyrique.........⎫
— acétique..........⎭... 0,0024
Chlore...................... 0,0396
Potasse..................... 0,0027
Soude....................... 0,0241
Ammoniaque.................. traces.
Chaux....................... 0,4490
Magnésie.................... 0,0140
Oxyde de manganèse......... traces.
Protoxyde de fer............ 0,0059
Alumine..................... 0,0011
Oxyde de cuivre............. traces dans 25 litres.
Arsenic..................... traces dans 25 litres.
Matière organique. 0,0800

Azote........ 4^{cc},1
Oxygène. ..... 1^{cc},2

Carbonates neutres.		Bicarbonates.	
Carbonate de chaux......	0,6532	Bicarbonate de chaux. ...	0,9406
— de magnésie...	0,0145	— de magnésie..	0,0220
— ferreux.......	0,0105	— de fer.......	0,0151
Sulfate de potasse..	0,0050	Sulfate de potasse.......	0,0050
— de chaux........	0,2021	— de chaux........	0,2021
Chlorure de sodium......	0,0455	Chlorure de sodium.....	0,0455
— de magnésium..	0,0164	— de magnésium ..	0,0164
Alumine..............	0,0011	Alumine..............	0,0011
Oxyde de manganèse. ...	traces.	Oxyde de manganèse.....	traces.
— de cuivre........	traces.	— de cuivre........	traces.
Arsenic..............	traces.	Arsenic..............	traces.
Acide acétique.. ...⎫		Acide acétique......⎫	
— butyrique....⎭	0,0024	— butyrique....⎭	0,0024
Matière organique.......	0,0800	Matière organique.......	0,0800
	———	Acide carbonique libre...	0,8010
	1,0527		———
Acide carbonique libre ou à l'état de bicarbonate.	1,1005		2,1532
	———		
	2,1532		

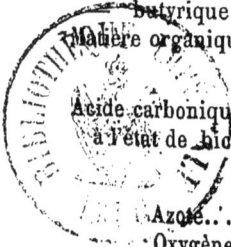

Azote...... 4^{cc},1
Oxygène.. 1^{cc},2

Azote..... 4^{cc},1
Oxygène.. 1^{cc},2

2

Les acides organiques, acétique et butyrique, ont été déterminés dans 50 litres d'eau. Ils ont exigé 2^{cc} d'une dissolution
de potasse contenant 47^{gr} de potasse anydre par litre, ce qui,
exprimé en acide acétique, représente $0^{gr},12$. Mais comme il y
a de l'acide butyrique dont l'équivalent est plus élevé que celui
de l'acide acétique, ce nombre est trop faible. D'autre part, il est
probable que le poids de la matière organique exprimé au tableau
est un peu trop fort.

Le cuivre et l'arsenic ont été déterminés avec les mêmes
soins que dans l'eau de la source Dulimbert. L'absence d'acide
borique, d'acide phosphorique, ont été également constatés ici.

Nous verrons que le cuivre et l'arsenic existent également
dans le dépôt qui se forme dans l'eau de la source Granier.

SOURCE DES BOUILLENS.

Elle forme une piscine naturelle de près de 1,000 mètres
carrés de surface, des gaz s'échappent à travers tous les points
de cette grande nappe d'eau minérale, sous forme de grosses
bulles et sans interruption. Rien n'est plus vrai que le nom de
lé Bouyén (d'où l'on a formé *les Bouillens*), que les popula-
tions environnantes, ne consultant que l'apparence, lui ont donné
depuis des siècles et lui ont conservé. Elle n'est usitée que pour
les bains ; les baigneurs s'y plongent et y peuvent nager.

Vue en masse, cette eau paraît trouble avec un reflet jaune ver-
dâtre; dans la réalité elle n'est pas limpide, et il faut une filtration
soignée pour lui faire acquérir sa transparence. Elle est gazeuse,
sa saveur est aigrelette, mais avec un certain goût de marais.

Le papier de tournesol le moins sensible y rougit, et il reste
rouge, même lorsque, par une longue exposition à l'air, le gaz
acide carbonique s'est dégagé. Toutefois le papier rougi reprend
peu à peu au contact de l'air, sensiblement, sa coloration première. L'eau bouillie est franchement neutre au papier.

Cette eau est froide, mais sa température est nécessairement
variable, puisqu'elle est exposée sur une grande surface à toutes
les vicissitudes atmosphériques. En été , après plusieurs se-
maines d'une chaleur méridionale, j'ai vu sa température at-

teindre 40 degrés. On y prend vraiment des bains chauds, et
la sensation de chaleur est d'autant plus grande que, à cette
chaleur thermométrique de l'eau, vient s'ajouter la sensation de
celle que provoque sur nos organes l'acide carbonique ; aussi n'y
peut-on pas séjourner longtemps, surtout à cause des picotements
que l'on éprouve sur toute la surface immergée du corps.

Comme nous allons le voir, cette eau est un peu moins minéralisée que celle des deux précédentes sources ; mais cela n'a
lieu que si l'on a égard à certains éléments, car, pour d'autres,
l'identité est aussi grande que possible ; ces différences s'expli-
queront par une cause qui méritera d'être remarquée.

En attendant, nous avons là vraiment une piscine naturelle
d'eau minérale très-remarquable. Elle n'attend qu'un aménagement conforme aux besoins et aux progrès actuels des installa-
tions balnéaires, pour devenir une vraie merveille de l'art comme
elle l'est déjà de la nature.

La coloration de l'eau est due à des conferves microscopiques
qui, non-seulement introduisent sans cesse dans sa masse des
substances organiques abondantes, mais lui communiquent des
propriétés que, sans doute, l'eau minérale ne possédait pas
toutes à l'émergence. Ces organismes ont, de plus, une influence
considérable sur la composition du dépôt qui se forme sans cesse
au fond de la piscine.

L'analyse de l'eau a été faite au mois de juillet, après une
très-longue durée du beau temps, et lorsque l'eau dans le Bassin
romain avait repris son niveau habituel. Toutefois, il n'a pas été
possible de prendre l'eau à son émergence, et l'analyse a dû être
faite après l'évaporation des eaux pluviales. Mais malgré cette
imperfection de l'installation, l'analyse révèle, par la compa-
raison avec celle des deux autres sources, qui sont très-bien
captées, une identité originelle parfaite.

L'eau des Bouillens ne se conserve pas en vase clos ; comme
celle de la source Granier, elle devient rapidement sulfhydrique.
C'est pourquoi les dosages des matériaux altérables ont tous été
faits dans l'eau amenée le jour même de la source.

La densité de l'eau est de **1,0008** à **18°**.

L'analyse a été faite sur l'eau filtrée avec le plus grand soin, et prise au centre du bassin, dans la piscine romaine.

1,000 cent. cub. de cette eau fournissent par évaporation un résidu qui, séché à 150 degrés, pèse 0^{gr},82, lequel perd 0^{gr},12 par l'incinération.

Composition rapportée à un litre.

Composition élémentaire.

Acide carbonique..............	1,6480
— sulfurique..............	0,0361
— silicique..............	0,0220
— butyrique......... } — acétique......... }	0,0022
Chlore....................	0,0328
Potasse....................	0,0028
Soude....................	0,0303
Ammoniaque..............	0,0040
Chaux....................	0,2950
Magnésie.	0,0100
Oxyde de manganèse.........	traces.
Protoxyde de fer..............	0,0082
Alumine....................	0,0008
Oxyde de cuivre.............	»
Arsenic..................	»
Matière organique............	0,1200
Azote.........	5^{cc},5
Oxygène.......	2^{cc},4

Carbonates neutres.		Bicarbonates.	
Carbonate de chaux......	0,4863	Bicarbonate de chaux....	0,7003
— de magnésie...	0,0208	— de magnésie.	0,0316
— ferreux.......	0,0132	— ferreux......	0,0182
Sulfate de potasse.......	0,0052	Sulfate de potasse.......	0,0052
— de soude........	0,0037	— de soude........	0,0037
— de chaux........	0.0552	— de chaux........	0,0552
Chlorure de sodium......	0,0541	Chlorure de sodium......	0,0541
Alumine...............	0,0008	Alumine...............	0,0008
Silice................	0,0220	Silice................	0,0220
Acide acétique...... } — butyrique.... }	0,0022	Acide acétique..... } — butyrique.... }	0,0022
Oxyde de manganèse.....	traces.	Oxyde de manganèse.....	traces.
Ammoniaque...........	0,0040	Ammoniaque..........	0,0040
Matière organique.......	0,1200	Matière organique.......	0,1200
Cuivre, arsenic..........	»	Cuivre, arsenic..........	»
	0,7875	Acide carbonique libre...	1,1894
Acide carbonique libre et à l'état de bicarbonates.	1,4192		2,2067
	2,2067	Azote.....	5^{cc},5
		Oxygène..	2^{cc},4

On a constaté l'absence des mêmes éléments que dans les deux premières sources, mais en même temps celle du cuivre et de l'arsenic. Ceci s'expliquera tout à l'heure.

Relativement au dosage des acides organiques volatils, il faudra faire la même remarque que pour la source Granier ; le nombre inscrit au tableau exprime de l'acide acétique, tandis que le dosage a été fait sur un mélange contenant de l'acide butyrique. Le nombre inscrit au tableau a été obtenu en opérant sur 50 litres d'eau récente évaporée le jour même où elle avait été puisée, alors qu'elle n'était point encore devenue sulfhydrique. Les acides isolés ont exigé, pour leur saturation, $1^{cc},8$ de dissolution normale de potasse (47 grammes de potasse anhydre pour $1,000$) ; ce qui, exprimé en acide acétique, représente $0^{gr},108$; une autre opération a été faite sur 40 litres d'eau qui avait séjourné pendant 15 jours dans une dame-jeanne propre. Les acides ont exigé $5^{cc},2$ de la solution titrée de potasse, c'est-à-dire en acide acétique $0^{gr},312$, soit près de 1 centigr. d'acides gras volatils par litre. Plus de la moitié de ces acides volatils étaient représentés par l'acide butyrique.

Les gaz inscrits au tableau sont ceux que l'eau tient en dissolution et qui ont été dégagés par l'ébullition.

Par les nombres du même tableau, on voit que cette eau tient en dissolution beaucoup plus de sel ferrugineux que les deux précédentes. Pourtant, ni le cyanure jaune, ni le cyanure rouge, n'y révèlent du fer. Mais dès qu'elle a été chauffée, soit avec un peu d'acide nitrique, soit avec du chlore, elle se colore en bleu par le cyanure jaune et finit par précipiter du bleu de Prusse.

Analyse des gaz spontanément dégagés des Bouillens.

L'appareil avait été installé au centre du bassin, dans la piscine romaine même. Une grande cloche complètement remplie d'eau et plusieurs fois vidée pour expulser l'air, servait de collecteur. Dans une première expérience (le 4 juin 1866) on fit passer dans la potasse, pour absorber l'acide carbonique, 14 litres de gaz. L'expérience dura de 9 heures du matin à 3 heures après midi. Le volume du gaz analysé, ramené à zéro et $0^m,76$, était de 13235 cent. cub. Le volume du gaz non absorbable par la potasse, dans les mêmes conditions de température et de pression, était de 228^{cc},3.

La portion de gaz non absorbable par la potasse a été analysée par le phosphore. Elle est composée en centièmes et en volume de :

> Azote................ 79,66
> Oxygène............. 20,34
> ⎯⎯⎯⎯⎯
> 100,00

Si, à l'aide de ces nombres, on calcule la composition d'un litre du gaz qui se dégage sans cesse des Bouillens, on trouve :

> I. Acide carbonique........ 982,75
> Azote................ 13,74
> Oxygène............. 5,51
> ⎯⎯⎯⎯⎯
> 1000,00

Mais cette composition est variable. Le même jour, l'eau ayant été échauffée par l'ardeur du soleil, on trouva :

> II. Acide carbonique........ 977,44
> Azote................ 18,54
> Oxygène............. 4,02
> ⎯⎯⎯⎯⎯
> 1000,00

c'est-à-dire que pendant l'échauffement de l'eau, les gaz les moins solubles, l'azote d'abord et l'oxygène, se dégagent en plus grande abondance; et si l'on compare la composition centésimale du gaz non absorbable par la potasse dans les deux expériences, savoir :

	I	II
Azote.........	79,66	82,2
Oxygène.,.....	20,34	17,8
	100,00	100,0

on trouve que c'est la quantité du gaz le moins soluble qui augmente, savoir celle de l'azote.

Analyse des gaz dégagés par l'ébullition de l'eau des Bouillens.

3480^{cc} de l'eau des Bouillens laissent dégager, par l'ébullition, 27^{cc},21 de gaz non absorbables par la potasse, réduits à zéro et

$0^m,76$. Analysé par le phosphore, le gaz a été trouvé composé de :

Azote................	19,02
Oxygène.............	8,19
	27,21

et en centièmes :

Azote................	69,9
Oxygène.............	50,1
	100,0

c'est-à-dire que le mélange d'oxygène et d'azote est sensiblement celui que l'on trouve pour la composition de l'air dissous dans l'eau. Cette composition est donc bien différente de celle du gaz des deux autres sources, qui sont moins en contact avec l'air.

Analyse des boues.

Avant de donner l'analyse des boues de la piscine des Bouillens, les seules qu'il importe de connaître au point de vue thérapeutique, il est utile de faire connaître celle du dépôt qui se forme spontanément dans les tuyaux de conduite de la source Granier. Il est remarquable que ce dépôt est toujours pulvérulent et non incrustant.

Dépôt de la source Granier.

L'eau de la source Granier est, comme il a déjà été dit, constamment trouble. Dix litres laissent déposer un précipité grisâtre très-fin qui, humide, pèse environ 4 grammes. Examiné au microscope, il paraît formé de molécules minérales au milieu desquelles on voit d'autres molécules qui sont animées d'un mouvement de trépidation analogue à celui de semblables molécules qui existent dans la craie ; nous y reviendrons plus loin.

Sans tenir compte pour le moment de ces corpuscules mobiles, qui sont des organismes vivants que je nomme microzyma, il convient de donner la composition des matières minérales qui constituent la plus grande partie du dépôt. Pour l'analyse, j'ai employé celui qui s'accumule dans les tuyaux qui conduisent l'eau minérale dans les baignoires. Ce dépôt a été séché à

100 degrés, une certaine quantité a été dissoute dans l'acide chlorhydrique ; il est resté un résidu insoluble formé d'argile et de sable fin. La portion dissoute contient les principales bases de l'eau minérale, la chaux, la magnésie, l'alumine, le fer, le cuivre, l'arsenic. Le fer s'y trouve à l'état de protoxyde et de peroxyde. L'analyse a d'ailleurs été conduite comme celle de l'eau minérale elle-même. Il faut noter que pendant le traitement par l'acide chlorhydrique, il se dégage en même temps que l'acide carbonique du carbonate de chaux, des traces d'hydrogène sulfuré. Le précipité d'alumine a été analysé avec soin, il ne contient pas d'acide phosphorique. Toutefois cette alumine est mêlée d'une petite quantité d'une autre substance qui est, comme la glucine, soluble dans le carbonate d'ammoniaque ; cependant, la matière dissoute par le carbonate d'ammoniaque et qui se séparait pendant l'évaporation de la dissolution, comme le fait la glucine, ne possédait pas les autres propriétés de cette base. C'est un fait que je vérifierai lorsque j'aurai assez de matière à ma disposition. Quoi qu'il en soit, voici la composition du dépôt :

Composition du dépôt de la source Granier.

Carbonate de chaux............	15,9
— de magnésie..........	0,2
Sulfure de fer................	traces.
Protoxyde de fer..............	0,4
Peroxyde de fer..............	1,2
Alumine....................	1,0
Silice soluble................	0,1
Oxyde de cuivre..............	décelable dans 50 gr.
Arsenic....................	id.
Argile, sable, mat. organ. insolub.	80,5
Eau et perte................	0,7
	100,0

Boues de la piscine des Bouillens.

Les boues qui se déposent au fond du bassin des Bouillens sont quelque chose de très-complexe, elles me paraissent le résultat de transformations dont il sera question plus loin. Elles sont noires et douces au toucher. Il n'y a rien dans ces boues qui ressemble à des concrétions : ces eaux ne sont pas incrustantes.

Ces boues dégagent de l'acide carbonique et de l'hydrogène sulfuré, lorsqu'on les traite par l'acide chlorhydrique, et elles passent au gris sale. La dissolution chlorhydrique ne contient le fer qu'à l'état de protoxyde, et ce métal y est en plus grande abondance que dans le dépôt de la source Granier.

Pour déterminer la quantité de sulfure, la matière a été décomposée par l'acide chlorhydrique; les gaz dégagés ont été reçus dans une dissolution de potasse caustique contenant de l'arsenite de potasse, en faisant usage de l'appareil que l'on emploie pour le dosage du bioxyde de manganèse par le chlore qu'il dégage. Les gaz ayant été totalement expulsés par une ébullition suffisamment prolongée, la dissolution alcaline a été légèrement sursaturée d'acide chlorhydrique Il se forma un précipité jaune de sulfure d'arsenic qui, recueilli et oxydé par l'acide chlorhydrique et le chlorate de potasse, a fourni à l'état de sulfate de baryte le soufre qui existait à l'état de sulfure dans les boues. — Il faut opérer au moins sur 200 grammes de boue humide, pour pouvoir compter sur le dosage du soufre. Le résidu de ce traitement a été additionné d'acide nitrique afin de peroxyder tout le fer. Après ce traitement on a filtré, et la liqueur a été analysée en suivant la marche indiquée. Pour la recherche de l'arsenic, les boues étaient oxydées par l'acide nitrique, évaporées à siccité et le résidu chauffé avec l'acide sulfurique pour expulser l'acide nitrique.

100 gram. de boue humide simplement égouttés contiennent :

Sulfure de fer................	0,01	
Carbonate de chaux..........	0,85	
— de magnésie........	0,17	
— ferreux.............	3,10	
Alumine...................	1,85	
Silice soluble................	0,07	
Sulfure de cuivre.............	décelable dans 50 gr.	
Arsenic....................	*id.*	dans 100 gr.
Sable et argile..............	40,40	
Eau, mat. organiq., infusoires..	53,35	
	100,00	

On a vu que l'eau des Bouillens ne contient ni cuivre ni arsenic décelables dans 25 litres; c'est que le cuivre et l'arsenic y passent à l'état de sulfures qui sont insolubles, et se déposent avec le sulfure de fer dans les boues. Cependant l'eau minérale ne contient pas d'hydrogène sulfuré : c'est que celui qui pourrait se former est incessamment employé à sulfurer ce cuivre, cet arsenic et ce fer. Il est certain d'autre part que le sulfure de fer des boues n'a pas une origine géologique; il se forme à la suite d'une véritable fermentation qui s'accomplit dans la masse, et par suite d'une véritable réduction du sulfate de chaux; ce qui explique comment il se fait que l'eau de la source des Bouillens contienne si peu d'acide sulfurique ou de sulfates, surtout si on la compare à celle de la source Granier, qui en renferme au moins trois fois plus.

DES ORGANISMES MICROSCOPIQUES DE L'EAU DE VERGÈZE.

Si l'on connaissait parfaitement toutes les couches de terrain que traverse une eau minérale avant de surgir à la surface du sol, on pourrait prédire, presque à coup sûr, la nature des substances minéralisantes qu'elle contient, sans rien préjuger d'ailleurs sur leur mode d'arrangement dans cette eau. C'est sans doute dans ce sens que Pline, qui certes n'était ni chimiste ni géologue, a pu dire :

« *Tales sunt aquæ, qualis terra per quam fluunt.* »

Pourtant, il faut s'entendre. Certainement toutes les substances minérales que contient une eau viennent de la terre; certainement aussi quelques matières organiques peuvent venir de cette même terre. Mais est-ce que certaines réactions secondaires ne pourraient pas modifier une eau pendant son trajet souterrain, de façon que l'on puisse dire avec vérité qu'à sa sortie cette eau est vraiment un produit et non pas seulement un résultat?

Les eaux de Vergèze sont éminemment propres à éclairer la genèse de certaines eaux minérales et l'origine de certains principes qu'elles contiennent, tels que les acides butyrique, acétique, et autres matières organiques non encore déterminées. Or, ces acides organiques volatils, que l'on n'a pas coutume de rechercher dans les eaux minérales, qui ne sont signalés jusqu'ici dans aucune eau minérale française, dont les eaux de Vergèze sont le premier et assurément très-remarquable spécimen, d'où viennent-ils [1]? Ces acides sont, dans la nature, toujours le produit de la vie; ils sont le résultat de phénomènes vitaux que l'on nomme des fermentations. Comment en suis-je venu à chercher et à découvrir ces acides?

Il y a quelques années, je me suis demandé si le rôle de la craie, dans les fermentations butyrique et lactique, était seulement d'agir en tant que carbonate de chaux, c'est-à-dire de saturer les acides organiques à mesure qu'ils se forment, et par conséquent, comme le pensaient tous les chimistes, de maintenir la neutralité du milieu. Il n'en est rien : là où la craie agit avec une rare énergie, le carbonate de chaux est absolument sans action. C'est qu'il y a dans la craie des organismes microscopiques, les plus petits que l'on connaisse, et qui sont vivants. Ce sont eux qui provoquent d'abord les transformations de la matière organique, et qui produisent avec elle, dans les fermentations lactique et butyrique, les acides acétique, lactique et butyrique.

Après avoir réfléchi à la nature des terrains que ces eaux traversent, j'ai cherché dans ces eaux la confirmation de mes observations sur la craie et d'autres calcaires. Or, dans le dépôt de la source Granier comme dans celui des Bouillens, j'ai découvert des organismes microscopiques analogues à ceux de la craie. Il était dès-lors naturel de chercher dans ces eaux les acides organiques que, selon moi, ces petits organismes devaient produire avec la matière organique que ces eaux contiennent : ces acides se sont trouvés être les acides butyrique et acétique.

Pour vérifier l'hypothèse, j'ai isolé de l'eau de la source Granier le dépôt qui s'y forme. J'ai dit que 10 litres de cette

---

[1] M. Bunsen avait déjà trouvé l'acide propionique dans une source d'Allemagne. M. Scherer avait également découvert l'acide butyrique, l'acide acétique, l'acide propionique et l'acide formique dans l'eau de Brückenau, en Bavière. M. A. Vogel avait déjà auparavant trouvé l'acide acétique dans la même source. (*Jahresbericth von J. Liebig und H. Kopp*, 1856.)

eau laissent déposer environ 4 grammes de précipité humide. Or, ce dépôt transforme rapidement le sucre de canne, et produit avec lui, outre un dégagement d'acide carbonique et d'hydrogène, une quantité très-notable d'acide butyrique, d'acide acétique et même d'acide lactique. — Il n'y a donc pas de doute : de même que les microzyma de la craie, les petits organismes de la source Granier agissent comme ferment. Les microzyma de l'eau de Vergèze sont donc de même nature que ceux de la craie, et ce sont eux qui forment avec la matière organique de l'eau minérale, les acides organiques volatils.

Les microzyma de Vergèze viennent bien évidemment des roches calcaires que ces eaux traversent, marnes, argiles subapennines, etc. Si donc on suppose qu'il existe sur leur trajet des amas de matière organique, on conçoit que, grâce à ces microzyma, s'accompliront des réactions complexes, d'où résulteront le dégagement d'acide carbonique, les acides organiques volatils. Je sais bien que ce point de vue, tout nouveau en hydrologie, mérite confirmation ; mais les faits que j'ai signalés sont constants, et seront certainement vérifiés.

Indépendamment des microzyma, on trouve encore dans l'eau de la source Granier des navicules, autres végétaux microscopiques, mais en très-petit nombre. Rien n'empêche de supposer que ces navicules se sont développées dans l'eau minérale comme s'en développent dans d'autres sources, et comme elles se développent surtout dans l'eau des Bouillens.

Les eaux minérales de la nature de celles de Vergèze, ou même d'une composition différente, contiennent souvent dans les conduits et dans les réservoirs des productions microscopiques que l'on nomme des conferves. Ce sont des matières verdâtres ou brunâtres dans lesquelles les naturalistes reconnaissent plusieurs espèces végétales d'un ordre inférieur. Les conferves de l'eau des Bouillens sont de la même nature que celles que l'on trouve dans d'autres eaux ; comme à Vichy, à Saint-Nectaire, etc. A Vergèze, ces conferves flottent en partie dans l'eau, à cause de l'agitation à laquelle le dégagement d'acide carbonique les soumet. D'autres se déposent sur les parois en maçonnerie de la piscine romaine, ou se trouvent au fond du bassin avec les boues. Ces productions se rapportent à des desmidiées, des diatomées, peut-être aussi à des oscillaires. On y reconnaît plusieurs espèces de navicules, et celles-ci se retrouvent surtout dans les boues avec des myriades de microzyma. Je n'y ai que rarement entrevu des infusoires proprement dits.

Mais ces productions organisées ont-elles vraiment une influence sur la composition de l'eau ? Voici ce que l'expérience m'a appris :

Les conferves attachées aux parois du Bassin romain, délayées dans l'eau minérale, introduites dans une fiole munie d'un tube de dégagement, dégagent sans cesse un gaz, l'hydrogène protocarboné presque pur.

Les boues du Bassin romain et du fond des Bouillens, abandonnées à elles-mêmes dans l'eau minérale non renouvelée, ont sans cesse dégagé un gaz, et produit de très-notables quantités d'acide acétique et d'acide butyrique.

Or, ces réactions doivent tendre sans cesse à modifier en quelques points la composition de l'eau, soit en y introduisant des principes nouveaux, soit en éliminant certains autres principes ou les modifiant. Je suis convaincu que c'est à leur influence qu'il faut attribuer la formation des boues.

Mettons en parallèle les éléments caractéristiques des trois sources.

	Dulimbert.	Granier.	Bouillens.
Acide sulfurique.....	0,044	0,124	0,036
— silicique......	0,022	0,022	0,022
Chlore............	0,018	0,040	0,033
Potasse...........	0,002	0,003	0,003
Soude.............	0,016	0,024	0,030
Chaux.,...........	0,522	0,449	0,295
Magnésie..........	0,015	0,014	0,010
Protoxyde de fer....	0,003	0,006	0,008
Oxyde de cuivre.....	dosable.	traces.	point.
Arsenic...........	traces.	traces.	point.
Matière organique...	0,004	0,080	0,120

Ces eaux ont évidemment une origine sinon commune, au moins très-rapprochée : ce qui est démontré par la constance de la silice, de la magnésie, et par celle du rapport qui existe entre la potasse et la soude, rapport qui est tel que la soude dans les trois sources est décuple sensiblement de la potasse. Mais comment se fait-il qu'il y ait de si grands écarts, si l'on vient à comparer la chaux et l'acide sulfurique dans la source Granier et celle des Bouillens, qui se touchent en quelque sorte? Comment se fait-il que le cuivre et l'arsenic disparaissent de l'eau des Bouillens, que la quantité de fer y soit augmentée ainsi que la matière organique fixe? Tout cela est difficile à expliquer aujourd'hui; mais, pour ma part, je trouverais peut-être l'explication dans la présence des conferves et des microzyma.

L'eau de la source Dulimbert, qui contient très-peu de matière organique et presque point de microzyma, si tant est qu'elle en contienne, se conserve très-bien; celles des sources Granier et des Bouillens qui en renferment, en même temps qu'une plus grande quantité de matières organiques, deviennent rapidement sulfhydriques. Il y a donc corrélation entre la faculté de se conserver de ces eaux et les organismes qu'on y découvre. Les chimistes admettent que les eaux qui contiennent des sulfates, deviennent sulfureuses en présence des matières organiques. Il n'en est rien. Lorsqu'une eau sulfatée devient sulfhydrique, c'est que quelque organisme microscopique de l'ordre des ferments est intervenu et a agi sur cette matière organique de l'eau minérale : la matière organique par elle-même est sans action, autrement toutes les eaux sulfatées deviendraient sulfhydriques. Du reste, voici la démonstration du fait. Une matière organique, comme la fécule à l'état d'empois, peut être laissée impunément, pendant des mois, en contact d'une eau séléniteuse, sans décomposer le sulfate de chaux : l'eau ne devient pas sulfureuse. Mais si en même temps que la fécule, on introduit un peu de craie naturelle (contenant des microzyma) dans l'eau tenant du sulfate de chaux en dissolution, celui-ci est rapidement réduit, et il se forme de l'acide sulfhydrique en abondance.

Les choses se passent de même dans les eaux des sources Granier et des Bouillens : les microzyma, en formant l'acide butyrique et l'acide acétique, produisent un milieu réducteur, qui transforme le sulfate de chaux en sulfure ; l'eau décompose celui-ci [1], surtout en présence de l'acide carbonique ; l'hydrogène sulfuré formé précipite le cuivre, l'arsenic et une partie du fer à l'état de sulfure, en même temps qu'il se reproduit du carbonate de chaux, etc. Enfin, ces mêmes organismes et les conferves introduisent sans cesse de la matière organique dans le milieu, non pas seulement les acides volatils que j'ai signalés, mais de la matière organique fixe, de telle sorte qu'il en existe dans l'eau des Bouillens un tiers de plus que dans la source Granier, et trente fois plus que dans la source Dulimbert.

La théorie que je viens d'exposer est donc démontrée par l'expérience, et tous ces faits concourent à accorder une grande importance aux microzyma de l'eau de Vergèze, pour expliquer la nature et la genèse de ces eaux.

M. Chevreul [2], après avoir rendu compte à l'Académie des sciences de Paris de la découverte des acides butyrique et acétique dans deux sources de Vergèze, a rappelé qu'il avait reconnu le butyrate de chaux dans un ruisseau du Pas-de-Calais, dans lequel s'écoulaient les eaux d'une fabrique de sucre de betterave. L'illustre savant, « tout éloigné qu'il est d'émettre une opinion sur l'origine des acides butyrique et acétique des eaux de Vergèze, qu'il ne connaît pas, en réfléchissant à la distribution des eaux pluviales qui, après avoir pénétré dans les couches perméables de l'écorce terrestre, donnent naissance à des sources, pense que des produits de la décomposition d'une matière organique qui se sont formés à la surface du sol ou dans une couche humide terrestre, peuvent ensuite apparaître dans une source au-dessous du lieu où cette formation s'est effectuée. Cette opinion lui paraît d'autant plus fondée, qu'il avait appris qu'un *boit-tout*, creusé jusqu'à la nappe d'eau qui alimente les puits de la commune de Salomé, avait causé l'infection de cette nappe d'eau en y portant les vinasses d'une distillerie, vinasses qui dans les vingt-quatre heures représentaient 2800 à 3000 hectolitres. »

---

[1] Béchamp ; *Comptes-rendus.*
[2] *Comptes-rendus.*

Certainement le raisonnement de M. Chevreul est applicable à des *boit-tout* où arrivent des vinasses. Là, tout s'explique naturellement, par l'introduction dans le sol de matières organiques complexes, comme elles qui proviennent des distilleries où les acides gras odorants, peuvent déjà être formés. Mais ce n'est pas le cas pour Vergèze : il n'y existe pas de distilleries à plusieurs lieues à la ronde, et, de plus, les eaux sont au moins à 2 kilomètres de toute habitation. Enfin, les environs de la source sont formés de terrains, nous l'avons dit, qui sont d'une rare fertilité. Non, ici tout se passe comme je l'ai expliqué. D'ailleurs la source Dulimbert, qui n'est qu'à une dizaine de mètres de la source des Bouillens et de la source Granier, ne contient point les acides organiques que contiennent celles-ci ; pourtant l'analogie de composition de ces eaux est telle, qu'il faut bien admettre qu'elles ont une commune origine. Seulement, dans l'une, on ne trouve pas de microzyma, tandis qu'il en existe une grande quantité dans les autres.

Du rôle qu'il convient de faire jouer aux microzyma et aux conferves de l'eau de Vergèze, en thérapeutique.

M. le Dr Miaulet a constaté l'utilité des bains des Bouillens et celle des boues dans certaines affections de la peau. L'analyse qui a révélé la présence d'un composé arsenical et cuivreux, ainsi que le sulfure de fer dans les boues des Bouillens ; la présence de l'arsenic et du cuivre dans les eaux des sources Granier et Dulimbert, explique sans doute cette efficacité. Mais ne convient-il pas de tenir compte de l'action excitante de l'acide carbonique, et ne peut-on pas faire concourir au même but l'action modificatrice d'agents aussi puissants que les microzyma et les conferves, qui, par leur contact nécessaire avec la peau, y agiraient en provoquant des réactions qui seraient comparables à une fermentation, modifiant ainsi la vitalité des tissus en les prédisposant d'une manière plus efficace à subir l'action des principes minéralisateurs de l'eau ? Mais le chimiste entre ici sur un domaine qui n'est plus de sa compétence. Ce sera aux médecins à voir si ces conjectures, fondées sur la connaissance de l'activité multiple des organismes ferments, peuvent désormais entrer en ligne de compte dans l'explication de l'action thérapeutique des eaux minérales de Vergèze.

Toutefois, avant de donner la parole au médecin, il peut n'être pas inutile de rappeler que, dans ces derniers temps, les hommes de l'art ont vu leur attention appelée sur le rôle extraordinaire que l'on peut faire jouer aux petits infusoires vibrioniens dans la production de quelques maladies. Si certains infusoires sont producteurs de maladies, je pense, pour ma part, que d'autres espèces, dans d'autres circonstances, peuvent être considérées comme des agents thérapeutiques. J'ai déjà fait remarquer dans mes leçons, que des infusoires peuplent nos voies digestives. On en trouve dans la bouche et tout le long du canal intestinal. Leuwenhœck en trouvait dans sa bouche autant que la Hollande contient d'habitants. Leur influence n'est pas malfaisante et, selon moi, leur rôle n'est pas secondaire : sans doute, ils ont une part dans l'acte de la digestion. Les organismes de l'eau de Vergèze, les microzyma surtout, agissent comme ferments sur le sucre de canne et sur la fécule : pourquoi, appliqués sur la peau malade, n'en modifieraient-ils pas le mode de fonctionnement en modifiant la nature des produits excrétés dans les maladies dont elle peut être le siége ? Tout en faisant ces rapprochements avec réserve, je ne puis m'empêcher de faire observer que les guérisons obtenues à Vergèze, et dont M. Miaulet va nous dire les exemples, ne s'expliqueraient pas exclusivement par l'influence de l'arsenic et du cuivre que les boues contiennent en même temps que le sulfure de fer, si ces agents n'étaient pas aidés dans leur action curative par l'influence modificatrice que je suppose aux conferves, aux infusoires et aux microzyma de Vergèze.

Considérations Thérapeutiques;

Par M. le Dr MIAULET.

En étudiant, il y a environ huit ans, dans un mémoire intitulé : *Etude médicale sur les Eaux de Vergèze*, le mode d'action et les effets thérapeutiques de ces eaux minérales, nous avions établi que toutes les sources, malgré la différence que présentent leur composition chimique et la diversité de leurs éléments minéralisateurs, possédaient néanmoins certaines propriétés générales qui leur étaient communes à toutes, et que l'on ne pouvait guère attribuer qu'à la présence de l'acide carbonique.

En effet, après un examen approfondi et une étude complète de la propriété physique et chimique de ce gaz, des effets physiologiques qu'il produit sur les êtres vivants, des analyses savantes et consciencieuses que vient de terminer M. le professeur Béchamp, il reste établi que l'acide carbonique est un des principes importants que présentent les eaux minérales de Vergèze, et que le rôle qu'il joue, comme nous le verrons plus tard, dans l'économie de l'homme, est un rôle non moins utile et non moins important que celui qu'il remplit dans l'économie végétale.

Nous nous garderons bien cependant, dans le courant de ce travail, de ne pas tenir compte, au point de vue thérapeutique, des autres éléments que renferment ces eaux et des nouveaux que l'on y a découverts ; mais nous pouvons d'ores et déjà affirmer que l'acide carbonique est l'agent important et principal que renferment les eaux de Vergèze, et, par l'étude complète que nous allons en faire, revendiquer pour lui, dans la pratique de l'art de guérir, la première place sur tous les autres.

M. Béchamp vient de terminer ses analyses sur les eaux de Vergèze; rien n'a été oublié : les sources, les gaz, les boues, ont été, de sa part, l'objet d'un travail consciencieux. On peut sans crainte assurer qu'il n'avait encore rien paru d'aussi complet sur l'étude de ces eaux, et les éléments nouveaux qui avaient jusqu'ici échappé aux autres chimistes, ont été reconnus et décrits avec un soin extrême; ils ont même fourni le sujet de deux mémoires envoyés à l'Académie des sciences, mémoires qui ont paru dans les Comptes-rendus hebdomadaires des séances de cette Académie. Il suffit, en effet, de jeter les yeux sur les travaux de M. Béchamp, pour comprendre toute la sollicitude et tout le soin que le professeur de Montpellier a portés dans les analyses des différentes sources. Il nous a été donné de le suivre sur les lieux et dans le laboratoire de la Faculté, et de voir le zèle infatigable avec lequel il a accompli le travail qui lui avait été confié.

M. Béchamp a trouvé dans les deux sources du Bassin romain et Granier deux nouveaux éléments que les analyses antérieures n'avaient pas encore reconnus, à savoir : la présence de l'acide butyrique et acétique. Voici comment le savant professeur explique leur découverte, dans son mémoire à l'Académie des sciences : « J'ai eu l'honneur de communiquer à l'Académie l'analyse d'une source de Vergèze. Les deux sources que je viens d'analyser possèdent la même composition générale que celle-là, mais elles diffèrent de la source Dulimbert par des principes qu'il n'est pas habituel de rechercher dans ces sortes d'analyses ; elles contiennent, en effet, de notables quantités d'acide acétique et d'acide butyrique ; je dirai comment j'ai été amené à les découvrir, en même temps que j'expliquerai leur formation.

»Les deux sources sont froides : celle des Bouillens, qui forme une vaste piscine naturelle, et dans laquelle bouillonnent sans cesse des gaz dont j'ai déjà publié l'analyse, a une température variable avec la saison. La température de la source Granier varie de 15 à 17 degrés ; la densité de la source des Bouillens, prise au mois de juillet, est de 1,008 à + 18° ; celle de la source Granier est de 1,00139 à + 17°.

Composition rapportée à 1000 cent. cub.

	Source des Bouillens.	Source Granier.
Acide carbonique.....	1,6480	1,4000
— sulfurique......	0,0361	0,1239
— silicique........	0,0220	0,0220
— butyrique.. .. ⎫ — acétique....... ⎭	0,0022	0,0024
Chlore..............	0,0328	0,0396
Potasse.........	0,0028	0,0027
Ammoniaque........	0,0040	traces.
Soude................	0,0303	0,0241
Chaux..............	0,2950	0,4490
Magnésie............	0,0100	0,0140
Oxyde de manganèse...	traces.	traces.
Protoxyde de fer......	0,0082	0,0059
Alumine..	0,0008	0,0011
Oxyde de cuivre...... ⎫ Arsenic............. ⎭	non décelab. dans 25 lit.	décelab. dans 25 lit.
Matière organique.....	0,1200 [1]	0.0800 [1]
Azote........	5^{cc},5	
Oxygène......	2^{cc},4	

»Les deux acides gras et odorants ont été décelés et dosés en opérant sur 50 litres d'eau; le dosage exprime de l'acide acétique, de sorte que les nombres sont trop faibles. Pour la recherche de ces acides, on évaporait l'eau après y avoir ajouté une quantité suffisante de potasse pour précipiter la plus grande partie de la chaux à l'état de carbonate. La liqueur, réduite à un litre, était filtrée, rendue franchement acide par l'acide sulfurique et distillée. Il fut constaté que le produit de la distillation était acide; ayant recueilli les 19/20 du produit, on le satura par la soude, et on décomposa de nouveau les sels par l'acide phosphorique; c'est dans le produit de cette distillation que les acides étaient dosés alcalimétriquement; les deux dosages inscrits au tableau ont été faits sur de l'eau emmenée le jour même de la source.

» Dans une autre détermination faite sur 40 litres d'eau des Bouillens qui avaient séjourné dans une bonbonne très-propre,

---

[1] Le poids de la matière organique est ici trop fort de tout le poids des acides organiques.

et y étaient devenus sulfhydriques après une quinzaine de jours, on trouva $0^{gr},312$ d'acides volatils; il fut très-facile de voir une couche d'acide butyrique et de sentir l'odeur franche de l'acide acétique.

»M. Bunsen avait déjà trouvé l'acide propionique dans une source d'Allemagne; M. Scherer avait également découvert l'acide butyrique, l'acide propionique, l'acide acétique et l'acide formique dans l'eau de Brückenau, en Bavière. M. A. Vogel avait déjà auparavant trouvé l'acide acétique dans la même source. (*Jahresbericht von Justus Liebig und Hermann Kopp, für* 1856.)

»L'eau de Vergèze me paraît être la première en France dans laquelle les acides organiques sont signalés, mais l'explication de leur origine reste à donner.

»Les deux sources que je viens de citer ne contiennent ni iode, ni acide borique, ni acide phosphorique.

»L'une, l'eau des Bouillens, ne contient ni arsenic ni cuivre décelables dans 25 litres d'eau, mais ces deux corps simples se décèlent facilement dans les boues, où ils existent à l'état de sulfure. Le cuivre et l'arsenic existent également dans le dépôt de la source Granier, qui contient également des corpuscules mobiles dont j'étudie la fonction. »

Voilà donc deux acides, l'acide acétique et l'acide butyrique, que nous trouvons dans les deux sources Granier et Bassin romain, et qui sont destinées seulement à l'usage des bains; aucune source en France, prétend à juste titre M. Béchamp, ne renferme les deux éléments que nous venons d'indiquer, l'Allemagne seule nous offre l'exemple d'une composition à peu près identique: ce sont les eaux de Brückenau en Bavière. J'avais déjà signalé les points de contact que présentent les eaux de Vergèze avec certaines eaux d'Allemagne, et c'est ce qu'établissent aujourd'hui d'une manière irréfutable les savantes analyses de M. Béchamp.

L'eau de Brückenau (Bavière, prov. de Basse-Franconie) présente trois sources importantes : l'une d'elles, très-chargée de gaz acide carbonique libre, a une saveur piquante agréable, et est réputée comme étant la plus pure et la plus gazeuse de toutes les eaux d'Europe. C'est surtout en bain et à titre de médication fortifiante et reconstituante, que les sources de Brückenau sont utilisées. Si donc le rôle que jouent d'une manière exacte les acides butyrique et acétique dans les maladies, n'a point encore été déterminé, il est vrai de dire qu'ils ne sont point sans effet dans les eaux de Brückenau comme dans celles de Vergèze.

Il est une découverte que je veux examiner, et qui est encore due aux analyses de M. le professeur Béchamp; je veux parler de petits corpuscules mobiles qui ont été rencontrés dans les deux sources Granier et Bassin romain, et que j'ai eu le loisir d'examiner et d'étudier au microscope dans le laboratoire de la Faculté.

Les petits corpuscules que M. Béchamp avait découverts dans les terrains crétacés, et qui avaient été de sa part l'objet d'un mémoire à l'Académie des sciences, se présentent dans les eaux de la source Granier et Bassin romain avec une telle analogie, que l'on est obligé de leur reconnaître une nature et une provenance identiques; ils sont seulement en plus grand nombre dans les sources. Ces petits êtres impriment asssurément à ces eaux une action qui jusqu'ici avait échappé à tous les médecins qui s'en étaient occupés. Les petits corpuscules doués de vie et de mouvement, et qui ont été si bien décrits dans le journal des *Comptes-rendus des séances de l'Académie*, ont été appelés par M. Béchamp *microzyma cretæ* ou *Vergesii*.

Quelle peut-être maintenant leur action dans les eaux de Vergèze? car il faut ici remarquer que ce n'est point dans la source administrée en boisson qu'on les rencontre. Il n'en existe pas la moindre trace, mais dans celles qui sont affectées à l'usage des bains; l'action de ces petits corpuscules s'exerce principalement sur toute l'enveloppe tégumentaire, en y produisant une sorte de picotement et de rubéfaction ; c'est ce que l'on remarque surtout lorsque l'on se plonge dans le Bassin romain. Cette rubéfaction et ce picotement général se manifestent au bout d'un temps plus ou moins long, et qui est évidemment lié à l'idiosyncrasie de chaque sujet. Il est certain qu'il se produit alors une action tonique, excitante, substitutive, dont certains états morbides doivent parfaitement se trouver. Il n'y a pas lieu de douter que lorsque les eaux auront été parfaitement aménagées, l'action thérapeutique de ces microzyma sur l'homme pourra être étudiée d'une manière plus complète : on pourra mieux alors se rendre compte de leur influence sur l'économie vivante. En attendant, contentons-nous de relater ces faits et d'enregistrer la découverte du chimiste habile et distingué qui nous en a donné la description.

Les eaux de Vergèze possèdent trois sources principales dont M. Béchamp nous donne l'analyse ; ce sont : les sources Granier et Bassin romain, destinées à l'usage des bains, et la troisième, la source Dulimbert, qui n'est employée qu'en boisson ; viennent ensuite les boues, dont nous aurons à parler et dont l'analyse quantitative se trouve au commencement de ce mémoire.

Nous allons donc, en nous inspirant des analyses et des travaux de M. Béchamp sur les sources, faire ressortir, au point de vue thérapeutique, l'influence et la valeur des eaux de Vergèze, l'importance qu'elles doivent bientôt acquérir sous une impulsion nouvelle, et chercher à dégager toutes les richesses minérales que renferme ce modeste établissement.

En examinant, au début de ce travail, les analyses de toutes les sources, on est étonné de la grande quantité d'acide carbonique qu'elles renferment ; en effet, le volume du gaz égale et dépasse les eaux les plus gazeuses d'Allemagne, car la quantité qui s'en dégage aux abords des sources est sans exemple dans l'étude de l'hydrologie médicale.

Nous allons donc commencer par étudier l'acide carbonique, non pas au point de vue chimique, mais à celui de son emploi en médecine. En voyant les services qu'il rend journellement entre les mains de praticiens habiles, tels que Ch. et Cl. Bernard, Broca, Demarquay, Follin, Lecomte, Maisonneuve, Monod, Ozanam, Scanzoni, Simpson, on ne doit point être étonné des grands avantages thérapeutiques que l'Allemagne a su retirer de ses eaux, dont l'acide carbonique fait en grande partie la valeur. J'ignore les événements politiques qui peuvent surgir ; mais si, un jour, nos relations diplomatiques, venant à se refroidir ou à se rompre avec ce pays, empêchaient nos malades d'aller au-delà du Rhin demander à certains établissements les méthodes de traitement qu'elles possèdent, Vergèze bien aménagé pourrait, dans bien des cas, les suppléer.

En effet, l'acide carbonique est un excitant énergique du système périphérique, il rappelle à la peau la chaleur et la vie, détermine une transpiration abondante, ou la rétablit quand elle est supprimée. C'est un agent anesthésique général et local très-puissant, et qui, appliqué à la surface des plaies et des ulcérations, apaise instantanément les douleurs les plus vives. Ce gaz est éminemment antiseptique et désinfectant, il retarde la décomposition putride des matières animales, améliore les suppurations de mauvaise nature, hâte la guérison et la cicatrisation des plaies, la résolution de divers engorgements. Il agit de plus énergiquement sur les systèmes vasculaire, circulatoire et nerveux, comme excitant d'abord, puis comme sédatif, calmant et anesthésique ; il rappelle les flux hémorrhoïdal et menstruel, lorsqu'ils sont accidentellement supprimés.

Le gaz acide carbonique exerce sur les organes digestifs une influence bienfaisante et salutaire ; c'est ce qui explique parfaitement l'extension des boissons tenant en dissolution une grande quantité de ce gaz.

L'acide carbonique existe en abondance dans le sang normal; il y exerce des actions chimiques très-importantes, il y tient en dissolution à l'état de bicarbonate et transporte dans les divers points de l'économie l'élément calcaire qui constitue les os, qui sert à leur renouvellement, à la formation et à la consolidation du cal dans les fractures. Comme agent chimique, il décompose les sels dans lesquels l'acide urique entre comme élément principal, il attaque et dissout le phosphate de chaux qui forme les calculs urinaires, les concrétions goutteuses et les ossifications anormales. C'est probablement à cette propriété que doivent être attribués les bons effets de certaines eaux gazeuses minérales contre la gravelle, les affections calculeuses. On l'a même essayé avec succès pour prévenir les ossifications du cœur et des gros vaisseaux.

Déjà, le Dr Nicolas (de Vichy) avait constaté que certains bruits de souffle et divers symptômes qui caractérisent particulièrement les ossifications des valvules du cœur, diminuent considérablement et disparaissent même sous l'influence du traitement par les eaux chargées d'acide carbonique. On voit, par l'ensemble de ces faits généraux, que l'acide carbonique est susceptible de recevoir, aux eaux de Vergèze, des applications thérapeutiques importantes et variées, et qu'il est appelé à y occuper une large place.

Avant d'aborder le groupe des maladies dans lesquelles ces eaux peuvent être employées avec succès, il est certaines applications industrielles qui pourraient être près des sources l'objet d'une large fabrication, et qui méritent d'être signalées : je veux parler de l'emploi de l'acide carbonique à la préparation de plusieurs carbonates, du bicarbonate de soude, du blanc de céruse ou carbonate de plomb ; à la composition des vins mousseux ; dans l'extraction du sucre de betteraves, dans la préparation des eaux et limonades gazeuses. Ce sont là tout autant de produits que l'on pourrait fabriquer aux eaux de Vergèze, en utilisant cette grande quantité de gaz qui se perd journellement dans l'atmosphère, sans porter la moindre atteinte à celle qui serait nécessaire pour le traitement des malades.

Les maladies que l'on pourrait traiter et que l'on traite à Vergèze sont nombreuses et variées ; je vais les examiner en détail, et les étudier sous l'influence de l'acide carbonique, comme si cet Établissement présentait déjà toutes les commodités et les aménagements qu'il devrait déjà avoir reçus.

C'est principalement dans le traitement des plaies et des ulcères que les eaux de Vergèze, sous l'influence de l'acide carbonique, agissent puissamment ; elles apaisent et amoindrissent la douleur, désinfectent les plaies de mauvaise nature, diminuent leur mauvaise odeur et leur suppuration ; elles facilitent en outre puissamment leur cicatrisation, les font sécher promptement, et, en modifiant et améliorant la nature et les qualités du pus, en accélèrent la guérison ; elles ont encore la propriété de favoriser la résolution d'engorgements et de tumeurs de nature diverse.

Il est incontestable que nous devons tous ces avantages à l'acide carbonique, car les propriétés calmantes et cicatrisantes de ces gaz sont connues depuis longtemps. Pline le Naturaliste, mort en l'année 79 de notre ère, à l'époque où les villes de Pompéï et d'Herculanum furent ensevelies sous les cendres, nous apprend (*Histoire naturelle*, liv. V, chap. CLVIII) que la poudre d'un marbre d'Égypte, appelée *Memphitis*, mélangée à du vinaigre, endort tellement les parties sur lesquelles on l'applique, que l'on peut couper et cautériser, sans que le malade éprouve aucune douleur.

Dioscoride rappelle le même fait, et dit que cette pierre de *Memphitis*, de la grosseur d'un talent et de couleurs variées, se trouve près du Grand-Caire.

On sait que le marbre est un carbonate de chaux qui, étant pulvérisé et mis en contact avec de l'acide acétique ou tout autre acide puissant, se décompose et laisse dégager en grande quantité le gaz acide carbonique, qui est un de ses éléments constituants. Enfin, de nos jours, les expériences que l'on a tentées et renouvelées, établissent que le gaz carbonique stupéfie la peau et en diminue notablement la sensibilité. Il est impropre à la respiration, mais il n'est point toxique comme l'oxide de carbone, et la mort, qui arrive par suite de l'inspiration trop prolongée de ce gaz, agit comme celle des anesthésiques. Les remarques qui ont été faites à ce sujet nous montrent que les accidents qui surviennent ne donnent lieu à aucune excitation, et l'on ne trouve aucune altération notable après la mort.

Il est assez probable que c'est à des exhalaisons de ce gaz que Pline le Naturaliste a dû la mort, le jour de l'éruption du Vésuve, le 24 août en l'an 79. Pline voulut aller observer par lui-même l'éruption. Après avoir parcouru les alentours du volcan et se trouvant fatigué, il fit étendre sur la terre, dans un endroit un peu creux, un tapis sur lequel il se coucha pour se reposer; mais à peine était-il couché qu'il voulut se relever, se sentant sans doute mal à son aise; il fit de vains efforts, et retomba. Ses domestiques, au lieu de lui porter secours et de le relever, eurent peur et prirent la fuite. Le lendemain, on trouva l'illustre naturaliste dans l'endroit où il s'était couché, ayant absolument l'apparence d'un homme endormi. Ses traits ne présentaient aucune altération [1].

Cette propriété calmante analgésique de l'acide carbonique va naturellement nous indiquer son emploi dans toutes les maladies présentant à la surface une ou plusieurs solutions de continuité, mais principalement dans les tumeurs cancéreuses qui atteignent l'utérus et ses annexes. C'est M. Simpson (d'Édimbourg) qui en fit l'un des premiers des applications régulières dans la thérapeutique des maladies de l'utérus et des maladies des organes sexuels chez la femme. Les injections vaginales du gaz carbonique ont procuré, entre ses mains, un soulagement immédiat et la guérison complète des malades.

Depuis lors, les applications thérapeutiques de ce gaz ont pris en France et surtout en Allemagne une extension continue, et les succès qu'obtiennent les établissements d'outre-Rhin dans le traitement de ces maladies, ne contribue pas peu à la réputation de leurs eaux.

C'est principalement dans les maladies particulières aux femmes, dans celles qui résultent des anomalies de la menstruation, dans les affections chroniques de l'utérus, dans les métrites chroniques, dans les engorgements, les ulcérations du col utérin, le cancer, etc., que l'acide carbonique, soit à l'état de gaz, soit en dissolution dans l'eau, vient offrir à la thérapeutique les moyens et les secours les plus précieux et les plus efficaces.

C'est dans ces maladies, en effet, que se manifestent au plus haut degré d'utilité les propriétés analgésiques, désinfectantes, cicatrisantes et résolutives de ce médicament.

L'acide carbonique en douches ou en injections, soit à l'état de gaz, soit en dissolution dans l'eau, est indiqué et peut être employé avec un très-grand avantage dans les congestions utérines, pour apaiser les douleurs, pour rappeler la menstruation supprimée; dans la leucorrhée, la chlorose; dans les engorgements et ulcérations fongueuses du col de l'utérus, où il agit comme calmant, résolutif et cicatrisant; dans les névralgies utérines, les

---

[1] *Lettres de Pline le Jeune à Tacite*, liv. II, lettre 16.

granulations du col et les ulcérations de nature cancéreuse. Le
gaz carbonique, dans les affections de l'utérus, dit M. Simpson,
produit non-seulement des effets détersifs et désinfectants sur les
ulcérations carcinomateuses du col de cet organe; mais parfois cet
effet va jusqu'à produire une sorte de cicatrisation, si bien que
l'état de la malade semble s'améliorer et marcher vers une cicatrisation complète.

Voici comment s'exprime M. Le Juge, dans les observations
qu'il a recueillies sur les injections d'acide carbonique[1]:

«Nous avons recueilli plusieurs observations qui se rapportent
à l'emploi de ce gaz dans les cancers utérins ; nous dirons ce que
nous avons scrupuleusement observé dans ce genre d'affections,
et assurément, selon nous, lorsque l'usage de ce précieux agent
thérapeutique sera bien connu des praticiens, bien expérimenté
par eux, on l'emploiera usuellement dans le genre d'affections
redoutables, si douloureuses pour les malades, si pénibles pour
le médecin qui n'a pas de rôle actif à jouer en présence de cette
maladie rendue à une certaine période, et qu'il ne peut alors que
soulager, et l'on sait combien alors sont souvent impuissantes
les ressources de la thérapeutique contre les douleurs qu'éprouvent
les femmes atteintes d'un cancer à l'utérus, et surtout combien
ses ressources s'usent promptement. Nous avons vu souvent em-
ployer dans ces cas-là les narcotiques à l'intérieur et à l'extérieur,
souvent inutilement; aucun n'a l'action anesthésique de l'acide
carbonique, à quelque période avancée que puisse être le carci-
nome. »

Mais si l'acide carbonique ne produit dans des affections de ce
genre qu'un soulagement que l'on demanderait inutilement aux
autres méthodes thérapeutiques, il produira certainement des cures
radicales dans les ulcérations et les granulations du col de l'u-
térus, qui ne reconnaîtront pas l'affection diathésique dont je
viens de parler. La cautérisation, sous quelque forme qu'elle
soit employée, ne donnera jamais les avantages que l'acide carbonique présente: la cautérisation, en effet, ne calme jamais la

---

[1] M. Le Juge; Thèse, 1858, pag. 28.

douleur, elle exaspère même quelquefois le mal. L'acide carbonique agit d'abord comme antiphlogistique, en enlevant, par ses effets anesthésiques, un des symptômes des inflammations : la douleur ; après avoir soustrait ce signe fâcheux, il a plus de facilité à agir comme modificateur des tissus de l'utérus, hypertrophiés, ulcérés ou enflammés ; et comme excitateur du système musculaire, il imprime de la tonicité aux fibres musculaires de l'utérus, qui se contractent, l'action vitale se réveille alors, et l'effet détersif et cicatrisant de ce gaz s'accomplit.

Si l'on examine encore la difficulté d'atteindre avec la cautérisation les points malades, sans porter atteinte aux parties voisines, l'on comprendra très-bien l'influence heureuse de l'acide carbonique, qui pénètre facilement et s'insinue dans les plus petites parties, porte son action sur toute la surface altérée : rien ne lui échappe, et les parties saines ne peuvent être nullement influencées par le contact de ce gaz.

Mais ce n'est pas seulement à l'état de gaz que l'acide carbonique produit ses effets dans les maladies utérines ; l'expérience avait fait connaître que beaucoup d'eaux minérales qui contiennent une certaine quantité d'acide carbonique libre, produisent aussi les meilleurs résultats dans les cas d'engorgements, de tuméfaction de la matrice et du col utérin, qu'elles déterminent la résolution de l'engorgement et la cicatrisation des excoriations et des granulations du col.

Sous l'influence d'injections douces et d'irrigations vaginales et utérines, avec plusieurs eaux minérales carbo-gazeuses on obtient ordinairement la résolution très-prompte d'engorgements utérins ou du col, des excoriations et des ulcérations dont cette partie est le siége ; MM. Barthez, Durand-Fardel et Willemin, ont employé avantageusement les eaux de Vichy contre les engorgements et les ulcérations du col de l'utérus.

M. Willemin cite de nombreux exemples d'engorgements du col de la matrice, saignants, douloureux à la pression, qui ont été améliorés ou guéris par l'usage des injections des eaux carbo-gazeuses de Vichy.

Parmi les observations nombreuses recueillies avec soin par

M. Willemin, nous citerons celle d'une dame ayant un engorgement de l'utérus, des excoriations et granulations du col, cautérisées sans résultat par M. Nélaton. Des bains minéraux et les irrigations faites dans le bain ont amené la résolution de l'engorgement, la disparition des excoriations et une guérison complète.

M. Willemin signale encore l'observation d'une dame ayant une antéversion complète de l'utérus, engorgement et ulcération du col datant de cinq ans, cautérisée un grand nombre de fois avec la pierre infernale, le nitrate acide de mercure, le feu, pour une ulcération du col, chez laquelle tous les symptômes disparurent par vingt bains minéraux, avec irrigations prolongées. Recherchant alors, dit M. Willemin, de quelle efficacité a été le traitement par les bains et les irrigations d'eau de Vichy, dans les cas d'engorgement et d'ulcération du col de l'utérus, nous voyons que, dans douze cas, les souffrances ont disparu huit fois après une seule cure, et quatre fois après une seconde.

Il résulte bien évidemment des faits et des observations qui précèdent, que l'acide carbonique, soit gazeux, soit dissous dans l'eau, a la propriétété de résoudre les engorgements et de cicatriser les excoriations et les ulcérations du col.

Les faits remarquables, ainsi que les observations intéressantes et soigneusement recueillies, qui ont été rapportées par M. Willemin, établissent d'une manière incontestable les bons effets des eaux de Vichy pour la résolution des engorgements utérins, ainsi que pour la guérison des ulcérations et excoriations de cet organe.

Mais est-ce à la soude ou à l'acide carbonique, qui sont les principes essentiels constituants des eaux de Vichy, que doivent être attribués les effets curatifs de ses eaux, dans les affections dont il s'agit? Évidemment non: l'acide carbonique en revendique toute la part ; car si par la pensée on enlève tout l'acide carbonique contenu dans les eaux de Vichy, de telle sorte qu'il n'y reste que la soude ou du sous-carbonate de soude, on n'obtiendra jamais les mêmes résultats.

Sous l'influence de la soude seule, la tuméfaction, l'engorgement, ne se résoudront pas, les ulcérations ne se cicatriseront point; loin de là : la plaie au lieu de diminuer s'étendra, elle prendra un caractère torpide et de mauvaise nature, l'organe deviendra œdémateux, etc. En somme, la guérison n'aura pas lieu ou se fera très-difficilement.

C'est donc à l'acide carbonique plutôt qu'à l'élément basique, soude, chaux, etc., qu'il faut, à notre avis, attribuer une grande partie des vertus d'un grand nombre d'eaux minérales. Mais, loin de là, on rapporte presque tous les effets des eaux à l'alcali, tandis que l'on a négligé l'élément essentiel curatif, capital, l'acide carbonique, qui souvent à lui seul constitue presque toute la valeur de certaines eaux minérales.

Voilà donc un genre de maladie que je viens de passer en revue, et malheureusement assez répandu, et contre lequel peuvent lutter avec avantage les eaux de Vergèze, surtout lorsque cet établissement aura reçu l'installation nécessaire que comportent sa grande quantité de gaz acide carbonique et la valeur thérapeutique de ses eaux.

Après les maladies de l'utérus, nous trouvons celles des voies respiratoires, dans lesquelles l'eau de Vergèze peut être employée avec un égal succès, soit en boisson, nous nous en occuperons plus bas, soit en inhalation par le gaz qui s'en dégage, soit en douche, en bain, en irrigations et en injections; ce sont les maladies du larynx, bronchites chroniques, angines. En effet, les inflammations simples chroniques de la muqueuse du pharynx et du larynx cèdent assez facilement aux lotions, aux gargarismes, aux injections locales faites avec les eaux de Vergèze. On peut aussi les traiter par l'usage des douches de gaz carbonique, seulement il faut les administrer d'une manière intermittente, c'est-à-dire pendant le moment de l'expiration, et les suspendre pendant les inspirations. C'est ce qui se pratique avec succès à Saint-Alban, Vichy, et les établissements de l'Allemagne.

Les inhalations dont je parle sont principalement utiles dans toutes les affections caractérisées par une inflammation catarrhale chronique de la muqueuse du pharynx, des amygdales et de la luette, affections qui proviennent souvent de la récidive d'un simple catarrhe qui siége principalement dans les follicules, et qui envahit également la muqueuse glandulaire de la glotte ou du larynx.

L'asthme, lorsqu'il est ancien, atonique, qu'il est accompagné d'une expectoration abondante et de mucosités, lorsqu'il y a emphysème ou dilatation des cellules du poumon résultant d'efforts de catarrhes invétérés, ou encore si l'asthme est dû à une névrose de l'appareil respiratoire, le gaz carbonique est très-utile, en déterminant une excitation dans le poumon, et en diminuant la sécrétion morbide des mucosités.

La phthisie pulmonaire peut aussi être combattue par l'acide carbonique, mais dans les débuts, et avant que la fièvre hectique ne se soit emparée du malade. C'est ce qu'explique parfaitement Hufeland dans son *Traité des eaux minérales de l'Allemagne*.

Viennent ensuite les maladies du système nerveux, les névralgies, les paralysies et les douleurs qui accompagnent généralement le rhumatisme et la goutte; ce sont les malades de cette catégorie qui fréquentent habituellement les eaux de Vergèze. C'est encore contre les états pathologiques divers que les douches et bains de gaz pourraient trouver un emploi fréquent; car l'action des douches et des bains de gaz acide carbonique est aussi très-remarquable et des plus salutaires dans les affections nerveuses qui ont un caractère torpide, dans les paralysies et les névralgies qui sont la suite de blessures ou de lésions externes, ou qui résultent de la suppression de la transpiration, d'affections cutanées répercutées, d'affections herpétiques; les paralysies, surtout celles qui ne reconnaissent pas une lésion de l'encéphale, les paralysies partielles qui reconnaissent pour cause un refroidissement, une suppression de transpiration ou une lésion traumatique.

Les maladies des muqueuses sont encore mieux susceptibles de guérison par les eaux de Vergèze: en effet, les muqueuses sont beaucoup plus sensibles que la peau à l'action du gaz acide carbonique, car leur pouvoir absorbant est bien plus considérable que celui de la peau. Or, l'acide carbonique, de même que la plupart des agents médicamenteux, n'agit qu'autant qu'il est absorbé; appliqué localement à la surface d'une muqueuse, il y produit de la stimulation et une excitation prononcée, auxquelles succède bientôt un effet sédatif. La sécrétion muqueuse normale est d'abord augmentée, mais elle diminue ensuite par l'usage plus ou moins longtemps continué. Les écoulements muqueux atoniques, morbides, disparaissent promptement par les injections de gaz carbonique, ainsi que par les lotions et les irrigations de l'eau de Vergèze; la quantité de la sécrétion se modifie, s'améliore, et devient normale ; d'ailleurs l'action remarquable de l'eau de Vergèze prise en boisson, comme nous le verrons dans un instant, se manifeste d'une manière active dans certains états pathologiques des voies digestives.

Nous trouvons encore l'emploi en injection de ses eaux dans le catarrhe utérin, dans la cystite chronique, le catarrhe vésical, etc. Nous avons encore l'emploi de l'eau de Vergèze dans les fièvres, le choléra, le scorbut ; nous en parlerons lorsque nous traiterons de l'eau de Vergèze en boisson.

On voit, par ce rapide aperçu, l'importance que doit acquérir bientôt cette station minérale, où la nature s'est montrée si prodigue ; les médecins, et surtout ceux qui se sont principalement occupés des eaux minérales, ont tous été frappés de l'importance des eaux de Vergèze et de la remarquable quantité de gaz qui s'exhale continuellement de ses sources sans trouver un emploi. M. Jules François, le savant ingénieur attaché aux grands travaux hydrologiques de France, et qui a visité dans tous ses détails la station de Vergèze, a été étonné de la richesse de ses eaux et de son gaz, et lui a prédit dans un avenir prochain une réputation méritée.

Passons maintenant à l'examen des boues. M. Béchamp, qui en a donné non pas seulement l'analyse qualitative mais quantitative, nous apprend qu'elles sont riches en sel de fer, de chaux et de magnésie; d'ailleurs, voici le tableau de cette analyse :

100 grammes de boues humides, simplement égouttées, contiennent :

Sulfure de fer.............	0,01
Carbonate de chaux........	0,85
— de magnésie......	0,17
— ferreux..........	3,10
Alumine..	1,85
Silice soluble.............	0,07
Sulfure de cuivre.........	décelable dans 50 gram.
Arsenic....................	décelable dans 100 gram.
Sable et argile.............	40,40
Mat. organiq. insolubles....	53,55
	100,00

Si, à ces chiffres, nous joignons la quantité de gaz carbonique qui se dégage constamment de ses boues, et dont on ne peut apprécier le volume, on peut d'ores et déjà reconnaître la puissance thérapeutique qu'elles offrent dans certains états morbides. J'avais déjà eu l'occasion, il y a quelques années, d'étudier l'influence des boues de Vergèze dans certaines maladies aiguës. Voyons aujourd'hui si, par les nouveaux éléments qui ont été découverts et l'analyse quantitative qui en a été faite, nous ne pourrions pas trouver la clef de certaines cures que l'on observe par l'usage de ses boues et de nouvelles qui pourraient s'y opérer.

Les maladies les plus communes et les plus répandues qui se traitent par les boues de Vergèze sont principalement celles qui ont leur siège à la peau ; ce sont les affections dartreuses, scorbutiques; les rhumatismes invétérés, sciatique, lumbago, etc.; les tumeurs blanches, les gonflements suite d'entorse, les contractures musculaires, les engorgements péri-articulaires, autour des surfaces rhumatisées. Nous voyons, par l'analyse de M. Béchamp, que les sels de fer occupent une grande place dans la composition des boues : ce corps, à lui seul, n'explique pas certainement la guérison ou l'amélioration de tous les états morbides ; mais l'absorption de ce médicament, par suite des frottements qui se produisent dans le bain, doit produire évidemment une action tonique et résolutive manifeste.

Un médecin du siècle dernier, Morand, produisait des boues artificielles avec du charbon de terre, qu'il employait dans les maladies de la peau; et pour suppléer aux boues ferrugineuses, il conseillait, dans certaines maladies, l'application de cette boue noire qui se trouve entre les pavés dans les rues fréquentées des grandes villes, parce que, disait-il, elle se trouvait chargée d'un fer très-affiné, que laissent ceux des chevaux et des roues de voiture; il rapporte même le cas d'une tumeur blanche contre laquelle tous les moyens avaient échoué, et qui ne disparut que par cette sorte de boue en friction.

Après les sels de fer, nous trouvons l'alumine, qui possède généralement une action résolutive très-manifeste ; et les sulfures de cuivre et d'arsenic, qui jouent un rôle très-important dans la thérapeutique des affections de la peau.

Les bains de boue nous paraissent donc constituer essentiellement une médication locale et résolutive ; ils offrent de plus, à l'absorption cutanée, les mêmes éléments que les bains simples minéraux, et l'on doit admettre que la pression et les frottements sont propres à le favoriser. L'action qu'ils exercent sur l'enveloppe tégumentaire, et l'excitation qu'ils déterminent dans les fonctions circulatoires, apportent de notables modifications dans l'ensemble de l'économie.

Les bains de boue ont rendu et rendent chaque année de grands services dans le traitement des maladies que nous avons indiquées. Il y a lieu d'espérer que lorsque l'Établissement des eaux de Vergèze aura reçu le complément nécessaire à son aménagement, l'administration des bains de boues, qui ne se fait encore que d'une manière incomplète, recevra une impulsion nouvelle: ils donneront alors tout ce que l'on est en droit d'attendre d'une médication thérapeutique aussi puissante par la nature des éléments divers qu'ils renferment, et de la fermentation naturelle et continue qui s'y accomplit.

L'eau de la source Dulimbert est employée depuis quelques années en boisson ; son usage va grandissant tous les jours, car elle possède, comme nous le verrons tout à l'heure, toutes les qualités qui distinguent les eaux gazeuses de table. En effet, qu'est-ce qui facilite la digestion d'une eau ? Ce n'est point seulement la quantité d'air qu'elle tient en dissolution, ce qui fait dire qu'une eau est aérée ; mais c'est principalement la dissolution d'acide carbonique qu'elle renferme à l'état libre ou à l'état de combinaison.

Je vais emprunter à M. J. Lefort les considérations suivantes, relatives à la présence et à l'utilité de ce gaz dans les eaux potables ; on comprendra mieux ainsi le rôle important que l'acide est appelé à jouer dans les eaux carboniques de la source Dulimbert :

« Ce que les auteurs anciens ont appelé eaux aérées, dit M. J. Lefort, ne sont, par le fait, que des eaux saturées en proportions notables et constamment variables d'azote et d'acide carbonique.

» On ne peut contester l'influence des éléments de l'air dans les eaux potables, pour que tous les phénomènes de la digestion s'accomplissent avec régularité ; et cependant on se demande si l'acide carbonique que toutes les eaux contiennent, partie à l'état de liberté, partie à l'état de combinaison, faciles à détruire pendant le travail de la digestion, ne jouerait pas un rôle supérieur à celui de l'oxygène et de l'azote.

» Dupasquier, dont on a avec tant de raison invoqué l'autorité dans la question des eaux de Paris, est le premier qui ait attiré l'attention des hydrologistes sur le bicarbonate de chaux que contiennent les eaux douces. Pour ce chimiste, le bicarbonate de chaux maintenu en dissolution, à la faveur d'un excès d'acide carbonique, agirait comme excitant, pendant le travail de la digestion, à la manière des bicarbonates alcalins, et aurait, de plus, pour effet de fixer son élément calcaire dans le système osseux. Tout ce que nous savons de l'action et de l'utilité des eaux potables témoigne en faveur de l'opinion de Dupasquier ; aussi les efforts d'une administration prévoyante doivent-ils tendre à fournir à la population de l'eau douce, riche en acide carbonique et assez chargée de bicarbonate pour que son rôle dans l'économie ani-

---

[1] M. J. Lefort ; *Expériences sur l'aération des eaux, et observations sur le rôle composé de l'acide carbonique, de l'azote et de l'oxygène dans les eaux douces potables.* Paris, in-4°, 1863.

male ne se borne pas seulement à délayer le bol alimentaire, mais encore à procurer au sang et aux autres parties de l'organisme les éléments minéraux dont ils ne peuvent se passer.

»Si les éléments de l'air proprement dit jouent un rôle important dans les eaux douces potables, il est hors de doute aussi que l'acide carbonique y est non moins indispensable que l'oxygène et l'azote. Nous croyons inutile de rappeler avec quelle facilité l'estomac digère les eaux minérales bicarbonatées, quoique absolument privées d'air, mais qui renferment toujours un grand excès d'acide carbonique libre.

»Une expérience décisive nous a prouvé que, sans acide carbonique libre et sans bicarbonates, les eaux douces cessent d'être potables : ainsi l'eau de la Seine bouillie et tout à fait privée d'oxygène, d'azote, d'acide carbonique libre et de bicarbonates, a été agitée à l'air pendant douze heures; après ce temps, l'eau avait repris à l'atmosphère plus d'oxygène et presque autant d'azote qu'avant d'avoir été chauffée, et cependant elle n'a pu être digérée que très-difficilement; elle se comportait, en un mot, comme une eau lourde : ainsi, l'oxygène et l'azote restitués à de l'eau bouillie, n'ont pas servi à la rendre légère; c'est qu'il lui manquait de l'acide carbonique libre et du bicarbonate.»

M. J. Lefort tire de ses recherches les conclusions suivantes :

«1º Que sous le nom d'eaux aérées, on ne doit pas entendre parler seulement des eaux saturées d'oxygène et d'azote, mais encore de celles qui sont chargées d'une quantité notable d'acide carbonique libre ;

»2º Que dans les eaux potables le gaz carbonique joue un rôle au moins égal, sinon supérieur, à celui de l'air proprement dit;

»3º Que sans acide carbonique et sans bicarbonates, les eaux saturées d'oxygène et d'azote deviennent lourdes et difficiles à digérer ;

»4º Que les eaux douces privées d'azote et d'oxygène, mais saturées de gaz carbonique, sont facilement digérées ;

5º Que lorsque les eaux sont exposées à l'air, elles tendent toujours à absorber du gaz carbonique ambiant, en même temps qu'un volume correspondant d'oxygène et d'azote est éliminé ;

»6° Que la filtration des eaux douces dans les fontaines ménagères les dépouille de la totalité de leur acide carbonique, en prenant avec la pierre calcaire, poreuse et filtrante, du bicarbonate de chaux ;

»7° Que l'on doit attribuer à cette filtration et à cette élimination de l'acide carbonique libre la saveur légèrement fade qu'ont certaines eaux courantes imprégnées d'une quantité très-notable de matières organiques solubles.

»Il n'est pas douteux que les eaux douces, en abandonnant ainsi leur acide carbonique libre, ne perdent également l'une de leurs propriétés les plus essentielles : cette saveur agréable que l'on constate dans les eaux douces de sources, qui sourdent à une basse température des terrains granitiques ou dans les eaux minérales, saveur dite acidule et qui imprime au palais une fraîcheur caractéristique.»

Tel est donc, d'après M. J. Lefort, le rôle important que joue l'acide carbonique dans les eaux destinées à l'usage de la boisson. Il montre largement les avantages que possèdent les eaux riches en acide carbonique, et la vogue de plus en plus grande qui s'attache à elles.

Voici maintenant comment M. Béchamp étudie et analyse l'eau de la source Dulimbert : « L'eau de cette source, dit-il, sert pour la boisson.

»Sa saveur est acidule, piquante et légèrement bitumineuse.

» Sa limpidité est parfaite, elle est mousseuse; c'est une eau gazeuse, dans toute l'acception du mot.

»Sa température varie peu avec les saisons, elle est de 16 à 17°. Je l'ai déterminée au mois de février et au mois d'août.

»Sa densité est de 1,00139, à 16°; quoique assez fortement minéralisée, cette eau ne se trouble point lorsqu'elle est conservée longtemps en bouteille. Sa conservation est pour ainsi dire indéfinie ; quoiqu'elle contienne des sulfates, je ne l'ai jamais vue devenir sulfhydrique. Nous verrons plus loin à quoi tient cette facilité de conservation. J'ai été curieux de comparer la richesse de l'acide carbonique de l'eau embouteillée à la même richesse déterminée à la source.

»Un litre d'eau pris à la source fournit 1^{gr},347 de précipité barytique essentiellement composé de carbonate.

»Un litre de l'eau embouteillée depuis huit à dix jours a fourni 1^{gr},3 du même précipité barytique. La perte en acide carbonique est réellement insignifiante; ce fait explique la permanence de sa composition et de ses propriétés. Les circonstances n'ont pas permis de déterminer le débit de cette source; mais le rendement est si abondant qu'il suffit à une énorme consommation.

»Un litre d'eau évaporé à siccité laisse un résidu légèrement jaune brunâtre, qui pèse 1^{gr},09.

Composition élémentaire de l'eau rapportée à 1 litre.

Acide carbonique.........	2,29090
— sulfurique..........	0,04371
— silicique..........	0,02233
Chlore...................	0,01761
Potasse...................	0,00178
Soude...................	0,01600
Chaux...................	0,52216
Magnésie................	0,01477
Oxyde de manganèse......	traces.
Protoxyde de fer..........	0,00263
Alumine................	0,00106
Oxyde de cuivre..........	0.00003
Arsenic................	traces décelables dans 25 lit.
Matière organique........	0,00363
Azote.........	
Oxygène.......	

Telle est l'analyse exacte que donne M. Béchamp. On reconnaît là, à première vue, tout ce qui fait la richesse et la bonté d'une eau gazeuse : l'acide carbonique y abonde et y domine tous les autres éléments; on peut dire à juste titre que l'eau de Vergèze est une eau de table, dans toute l'acception du mot. Les éléments basiques se trouvent tout à fait au second rang. Et, en effet, les eaux de Vals, de Vichy, moins abondantes en gaz, mais renfermant la soude, la magnésie ou la chaux en plus grande quantité, sont plutôt des eaux médicinales, qui ne peuvent être longtemps continuées sans apporter sur l'organisme certaines atteintes qu'il n'y a pas lieu d'examiner ici.

L'eau de la source Dulimbert peut bien agir et agit fortement en effet comme eau médicinale, dans les maladies des voies digestives; mais cette propriété, elle la doit à sa grande quantité d'acide carbonique qu'elle renferme, ce qui ne peut que rarement avoir une fâcheuse atteinte sur les autres organes de l'économie; aussi peut-on en user journellement avec avantage, ce qui n'aurait pas lieu si elle se trouvait considérablement chargée de sel basique, tel que la soude, la magnésie, l'alumine, etc.

Je vais montrer, dans un tableau comparatif, la quantité de gaz acide carbonique libre contenue dans 1 litre d'eau minérale gazeuse.

	Cent. cub.
Eau de Seltz artificielle..........	3 à 6,000
Hombourg.....................	1,835
Pysmouth.................	1,638
Franzensbad....................	1,507
Château-Neuf-Soultzbach-Bussang..	1,500
Saint-Galmier...................	1,200
Carlsbad......................	1,130
Vals..........................	1,120
Seltz.........................	1,092
Spa-Pouhou...................	1,025
Vichy-Cusset..................	1,000
Vergèze (Dulimbert)............	0,760
Marienbad.......	0,708
Ems..........................	0,665
Chateldon....................	0,660
Nauheim..........	0,655
Pougues......................	0,330
Royat.......................	0,210
Bourbon-l'Archambault..........	0,160
Aix-la-Chapelle..	0,150

Tel est le tableau comparatif des principales eaux d'Europe, au point de vue de l'acide carbonique qu'elles renferment; il est facile de voir la place qu'occupe celle de la source Dulimbert. Si maintenant on recherche les autres éléments qu'elle renferme en dissolution, tels que la soude, la chaux, la magnésie, le protoxyde de fer, etc., on voit que toutes ses bases, prises isolément, ne peuvent, par leur quantité ou qualité, apporter une action fâcheuse sur cette eau, et que la réunion de tous ses corps ne peut au contraire que seconder l'acide carbonique dans son action tonique et résolutive. L'eau de cette source peut donc être considérée comme eau acidule gazeuse ; à ce titre, elle mérite de prendre place parmi les eaux de table.

Ce qui fait encore le mérite de la source Dulimbert comme eau de table, c'est que, exposée à l'air, elle ne perd qu'une faible partie de son acide carbonique. M. Béchamp a parfaitement démontré ce que j'avance, par une analyse comparative qu'il a faite sur de l'eau nouvellement puisée, et sur celle qui se trouvait embouteillée depuis six mois environ. En effet, la quantité d'acide carbonique était à peu près égale des deux côtés.

Le temps que met une eau carbo-gazeuse exposée à l'air pour se dépouiller de son gaz acide carbonique, n'est pas le même pour toutes les eaux qui tiennent une proportion de gaz en dissolution, car le gaz peut être plus ou moins bien dissous, plus ou moins bien lié à l'eau, et l'on peut distinguer sous le nom de fixité l'avantage que présente une eau gazeuse de pouvoir retenir et conserver son gaz plus longtemps que d'autres. En effet, le degré de fixité du gaz dans les eaux apporte des modifications notables dans la valeur, dans l'effet de ces eaux et dans le mode d'administration. Moins le gaz est lié à l'eau, plus les effets de celle–ci sont faibles, passagers et fugaces ; moins on doit attendre pour les boire, moins on doit les expédier au loin.

Les eaux gazeuses simples, artificielles, improprement dites eau de Seltz, ne diffèrent de l'eau potable ordinaire que par l'introduction dans les eaux d'une quantité d'acide carbonique qui représente quatre ou cinq fois leur volume. La pression, équivalente à environ quatre atmosphères au-delà de la pression ordinaire, retient le gaz tant que le bouchon est solidement fixé ; mais dès qu'il cède à l'excès de la pression intérieure, une grande partie du gaz s'échappe, et peu de temps suffit, parce qu'il n'en reste plus en dissolution dans l'eau. Dans celles de Vergèze, au contraire, comme dans celles des sources naturelles, le volume du gaz, quoiqu'il soit bien moindre, en conserve encore une grande quantité après plusieurs heures d'exposition à l'air, et c'est ce qui leur donne une grande supériorité sur celles que l'on a préparées.

Les eaux gazeuses artificielles sont donc bien loin de posséder l'avantage que présentent les eaux gazeuses naturelles. Ce n'est ici ni le lieu ni le moment de comparer et d'examiner le rôle physiologique et thérapeutique que possèdent les eaux gazeuses naturelles et artificielles ; mais, en général, l'emploi que l'on fait aujourd'hui des eaux gazeuses témoigne de la grande faveur qu'elles ont reçue du public, et qu'elles sont appelées à recevoir encore ; il n'est pas sans intérêt de connaître, d'après M. Barral, dans le rapport du jury international de l'exposition universelle de 1862, la situation des eaux gazeuses en France.

En 1832, il n'y avait encore à Paris que quatre ou cinq fabricants d'eaux gazeuses, et 500,000 bouteilles suffisaient à la consommation ; en 1840, on consommait deux millions de bouteilles dans le département de la Seine ; en 1851, il en fallait cinq millions ; en 1861, la consommation s'est élevée à vingt millions de siphons, et l'on comptait une centaine de fabricants ; en même temps, la production des départements n'a pas été moindre de trente-cinq millions : c'est donc, en tout, cinquante-cinq millions de siphons annuellement fabriqués en France.

Le prix de revient de chaque siphon est de 10 cent., le prix de vente en gros, tant pour les siphons de limonade que pour ceux d'eau de Seltz, est de 20 cent.; le débitant les vend au prix de 40 cent. C'est donc une somme de vingt-deux millions consacrée à l'achat des eaux gazeuses, dont les trois quarts, soit seize millions et demi, forment les bénéfices des fabricants et des détaillants.

Pour avoir un tableau complet du mouvement des affaires auxquelles donne lieu cette industrie, il faut encore ajouter qu'on livre annuellement 150 grands appareils au prix de 1800 fr. chacun, ce qui produit une dépense de 270,000 fr., plus deux millions de vases syphoïdes à 2 fr. 50 c. la pièce ; ce qui fait en outre cinq millions de fr., sans compter un grand nombre d'appareils de ménage. Après la France, c'est l'Italie qui fait la plus grande consommation d'eaux gazeuses ; viennent ensuite l'Espagne et l'Amérique méridionale, où l'acide carbonique dissous dans les boissons paraît agir favorablement contre les maladies spéciales qui ravagent le pays.

Telle est l'importance que prend chaque année la fabrication des eaux gazeuses ; malgré cela, elles sont loin de présenter les grands avantages des eaux gazeuses naturelles, et l'engouement que l'on avait pour les eaux fabriquées tend-il à être remplacé par les eaux naturelles. L'eau de la source Dulimbert, dont la consommation, il y a deux ans à peine, s'élevait à quelques mille bouteilles, a-t-elle dépassé, en 1866, le chiffre de cent mille, chiffre qu'elle est bientôt destinée à dépasser, lorsque les propriétés hygiéniques de cette eau seront encore mieux connues. Allez aux sources naturelles, dirons-nous avec Bordeu ; le chemin de la nature vaut mieux que celui du laboratoire.

L'eau de Vergèze peut donc, surtout au milieu de l'été, fournir une boisson d'agrément, et par ses propriétés rafraîchissantes, apéritives et diurétiques, exciter la sensibilité propre des organes, augmenter l'appétit, les forces digestives, l'assimilation, le mouvement péristaltique des viscères ; mais il est certains cas morbides où, par suite de sa propriété acidule et légèrement ferrugineuse, cette eau pourra trouver un emploi utile. Sa vertu diurétique, antiseptique, sédative et antispasmodique, sera encore parfaitement indiquée dans les affections saburrales et bilieuses, dans les états organiques, à la suite d'un état typhoïde ou autre, et dans lequel il est nécessaire de ranimer légèrement l'activité dans des organes intestinaux sans les irriter, dans certaines dyspepsies, les maladies du système lymphatique. Cette eau pourra provoquer en outre la résolution des empâtements viscéraux, réagir sur les engorgements du foie, du mesentère, et se montrer un adjuvant très-utile dans les affections générales des muqueuses, suite d'un état dartreux et scorbutique.

J'ai expliqué, au début de ce travail, que son action était bien plus marquée dans ces genres d'affections, à cause de l'extrême sensibilité de la muqueuse et de son absorption beaucoup plus considérable. L'action de l'acide carbonique en dissolution dans l'eau ne diffère point essentiellement de celle qu'il possède à l'état gazeux, car le gaz introduit dans l'économie ne tarde pas à s'échapper du liquide, pour venir s'attacher, sous forme de petites bulles, aux parois des organes sur lesquels on l'applique.

Il me serait facile de citer bien des états morbides où les eaux de Vergèze trouveraient encore un emploi utile.

Mais j'en ai dit assez pour montrer toute l'importance que doit bientôt acquérir cette station hydro-minérale. Lorsque je signalais, il y a quelques années, toute la valeur des eaux de Vergèze, on était bien loin de se douter qu'elles deviendraient bientôt une boisson de table, et que le chiffre de sa consommation s'élèverait à plus de cent mille litres. Tel est cependant la réalité des faits, et aujourd'hui, après les études de M. Jules François, les savantes et consciencieuses analyses de M. Béchamp, je ne crains pas d'affirmer que les eaux de Vergèze, bien aménagées, sont appelées, dans un avenir prochain, à de brillantes destinées. En effet, comme le fait très-judicieusement remarquer le professeur de Montpellier, on trouve dans ces eaux ce que l'on ne voit dans aucune autre source, à savoir : la présence de l'acide butyrique, de l'acide acétique et des microzyma; et j'ajoute, après lui, qu'aucune source, si ce n'est certaines eaux d'Allemagne, ne dégage des quantités d'acide carbonique aussi considérables. On connaît les belles études qui se sont produites en France et en Allemagne touchant l'emploi de ce gaz dans la thérapeutique. Ces travaux, loin de s'arrêter, prennent tous les jours un nouvel essor, et l'Académie continue à enregistrer de nombreux mémoires touchant l'heureux emploi de ce gaz dans la pratique de l'art de guérir. Le moment n'est donc pas éloigné où les eaux de Vergèze pourront profiter des travaux qui se sont déjà accomplis et des nouveaux qui se produisent. Ce sera, pour cet établissement et pour le pays, une nouvelle source de prospérité, une richesse hydro-minérale de plus à ajouter à celles que possède le département du Gard.

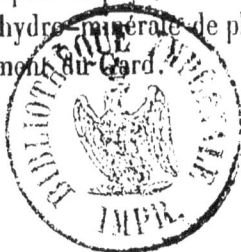